わたしはリバースエイジングドクター

――90日で10歳若返る！――

光伸メディカルクリニック院長
整形外科医／美容皮膚科医
医学博士　中村 光伸
Nakamura Koshin

はじめに

「あなたは、30歳まで若返ることができます」

そんなことを突然言われたら、うさんくさいと感じてしまうかもしれませんね。ましてや、それを言っているのが、美容医療を行っているクリニックの院長だとしたら、「とんでもない美容整形手術を勧めてくるのでは？」と身構えてしまう人もいることでしょう。

はじめに申し上げておきます。私は、見た目の若造りを目的として、メスを使うことはありません。皮膚を含め肉体は、歳月と共に変化していくものです。もし手術で30歳の見た目になれたとしても、10年、20年経てば、また老いがあらわれてきます。そのとき、再び手術を勧めるのでしょうか？　そんな場当たり的な治療を、私は行いたくありません。

目指すのは、これから長く続く人生を、30歳の頃のような元気な体と前向きな気持ちで過ごすこと。「もうオバさんだから…」とか、「若い頃のようには動けないから…」という理由で、人生を楽しむことをあきらめてほしくないのです。

見た目を含めた肉体の若さと、人生を楽しむこととは、密接なつながりがあります。友達から楽しそうなレジャーに誘われても、体のどこかに痛みがあったり、体力に自信がなければ、行こうという気にならないでしょう。久しぶりに同窓会の案内が届いたとしても、自分の老け込み感にコンプレックスを抱いている時は、出席を思いとどまってしまいます。

そう、老いが進むにつれて、人は自信を失うことが多いのです。自信を失うと消極的になり、行動範囲や対人関係も狭まっていきます。

これから高齢化していく社会において、これは由々しき問題です。今、日本人の平均寿命は、女性が87歳、男性が81歳（2017年現在）。あなたが今40歳の女性だとしたら、これから50年近く人生は続くのです。ずっと自信を失いながら生きていくのは、本人としても苦痛でしょうし、社会的にも損失だと思うのです。

自分に自信を取り戻す。
人生を、積極的に楽しむ。幸せだと感じる。

そのために、「美」と「若さ」は大きな武器となってくれます。もしも今、美と若さが低下しているのだとしたら、それを取り戻すことは可能です。単に加齢を食い止める「アンチエイジング」でなく、もっと積極的に若さを目指す「リバースエイジング」。医師という立場から、私はそれを後押ししたいと思います。
その思いから、このタイトルにさせていただきました。

まずは、若さとはなんなのか。どこを工夫すれば、若さを手に入れられるのか。
そこからご説明していきましょう。

ドキッ！
こんなところに、
人の年齢はあらわれる

電車の窓に映る顔

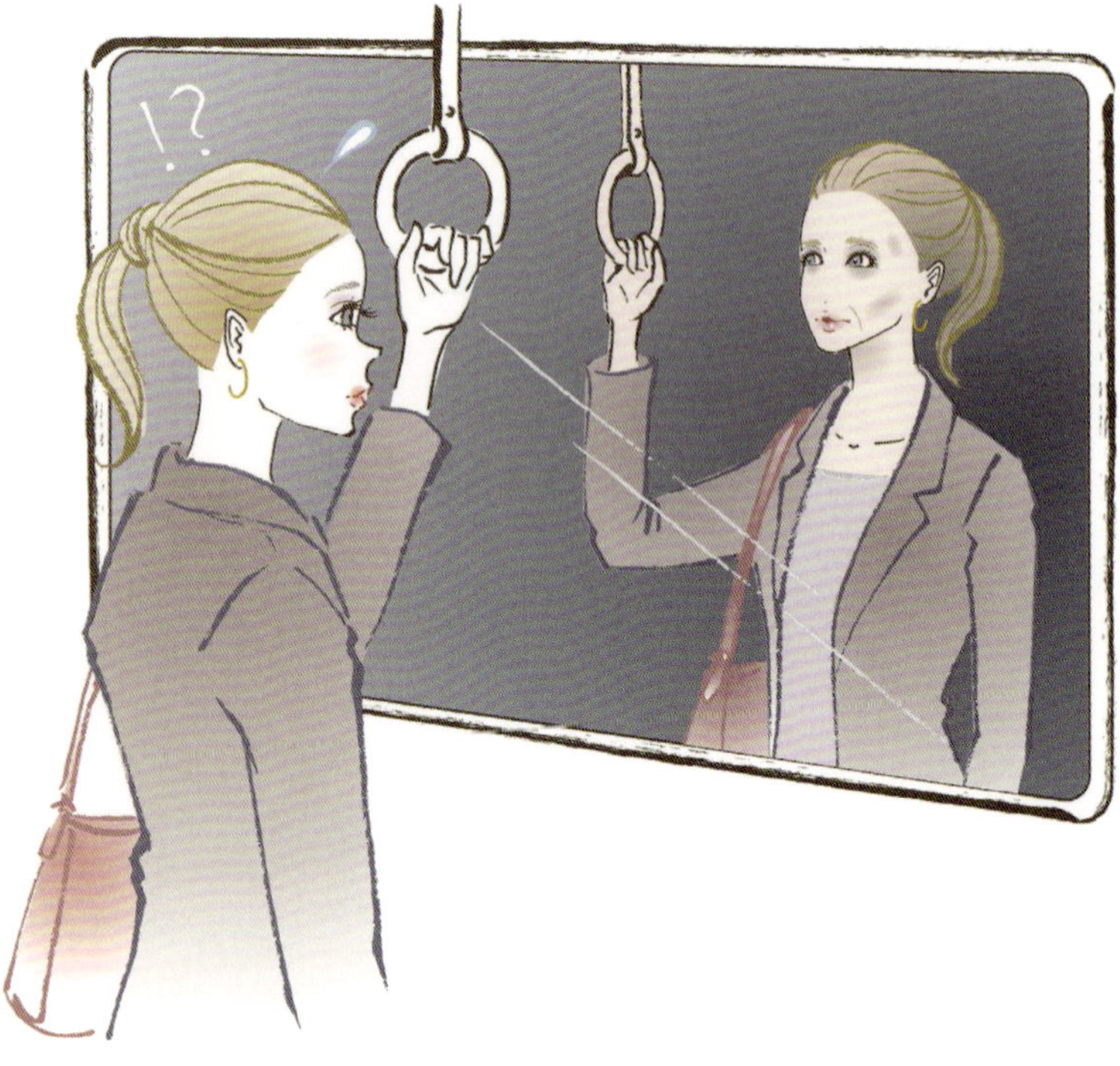

暗闇に映し出される自分の顔に、ギョッとしたことはありませんか。車窓に映る顔は、下方向への影が強調されるため、たるみやクマが強調されます。その顔は、あなたの未来予想図。特に目の周りや口元などの老いが目立つパーツは、重点的に気をつけた方がいいポイントでもあります。

写真に撮られた自分の姿

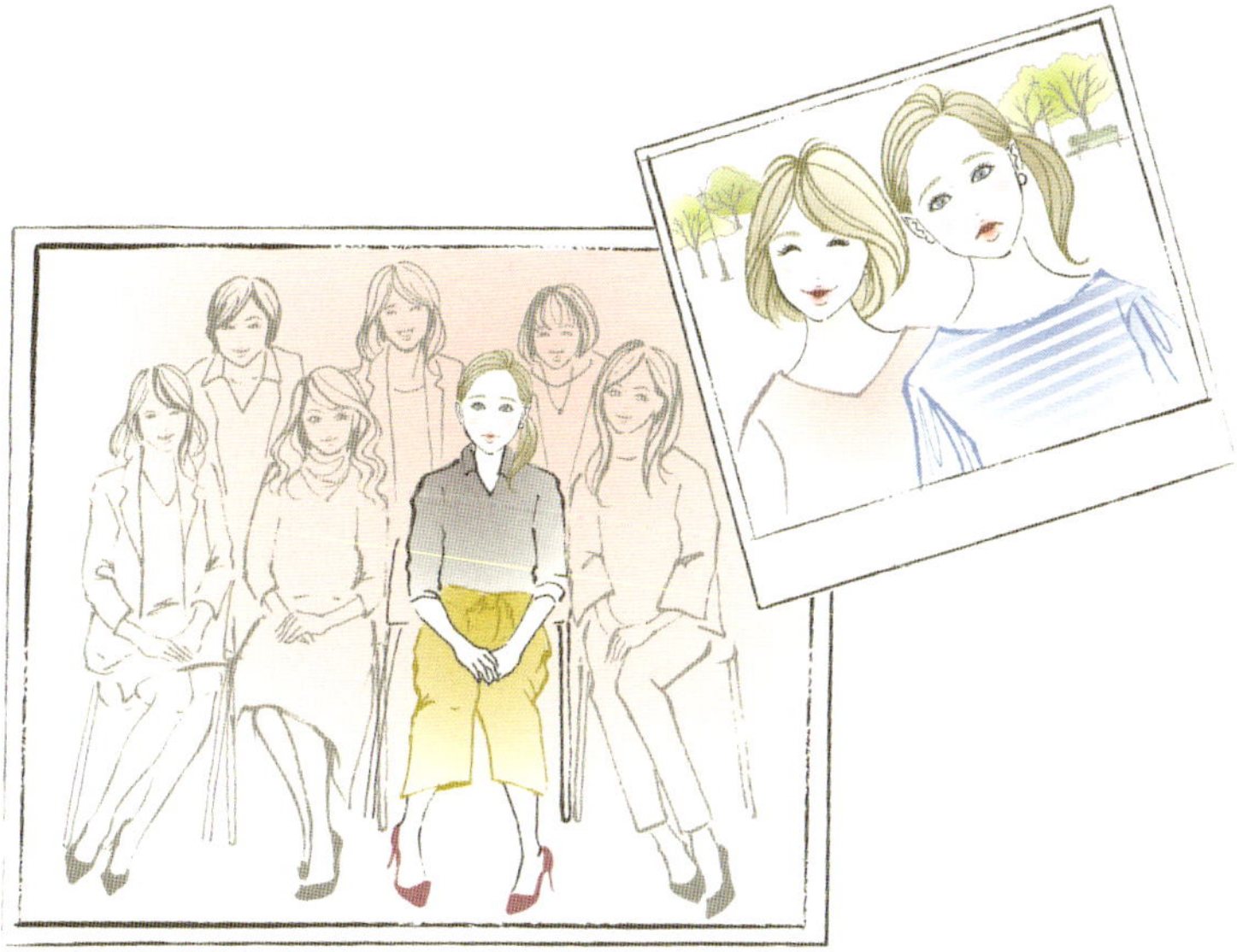

ニッコリと満面の笑みでカメラに向かったつもりなのに、なぜか口角が下がっていて、どこか幸薄そうな表情…。集合写真で、自分の姿が妙にオバさんっぽい…。家で鏡に向かっておすましししている顔と、実際に他人から見られている姿とでは、ギャップがあることが多いものです。

「疲れてる？」「何かイヤなことがあった？」と聞かれてしまう

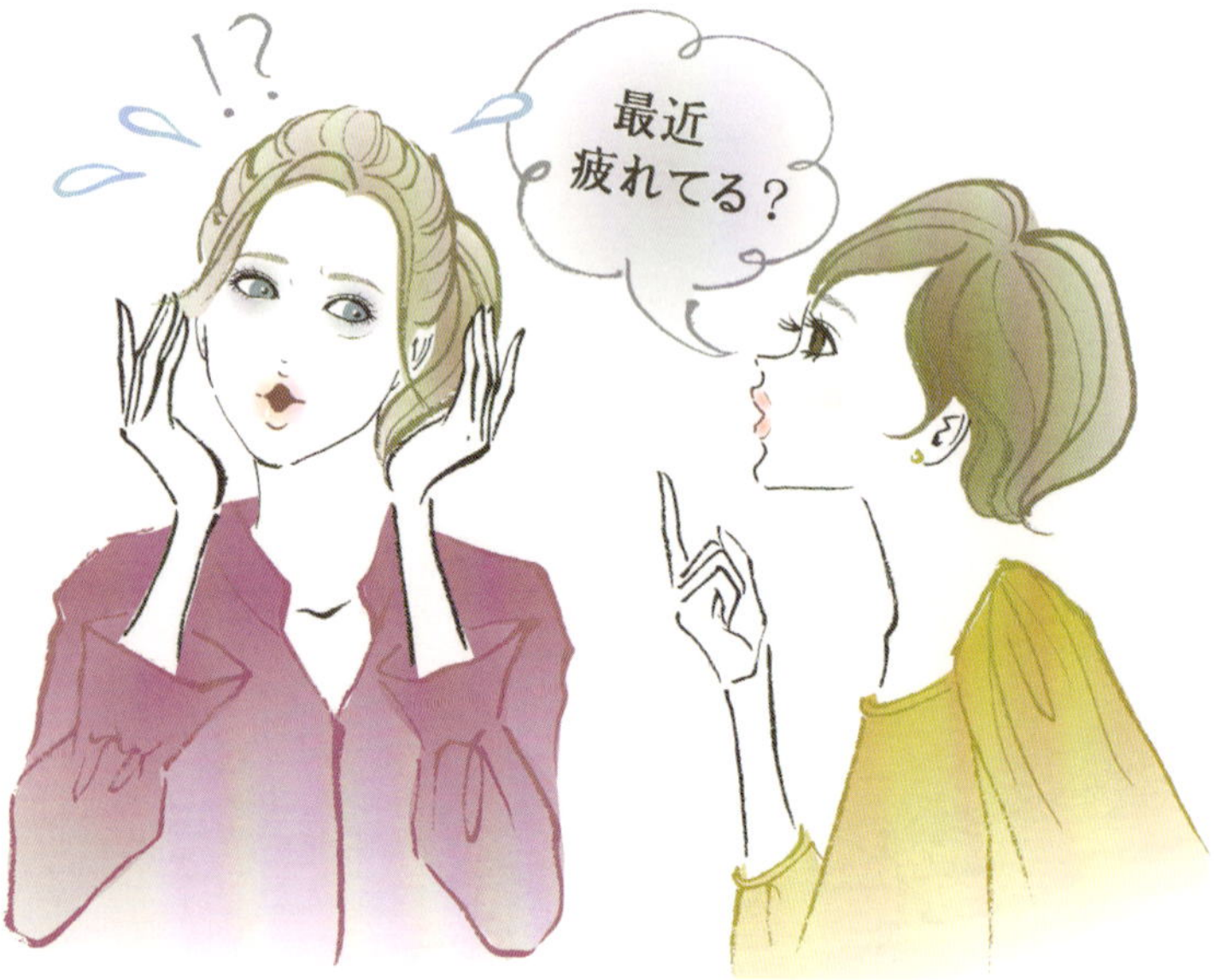

寝不足でもないし、疲れてもいない。本人としては全く普段通りなのに、他人から見ると調子悪く見えてしまう…これは老化のファーストサインの一つです。また、眉間のくせジワやへの字口、まぶたの下垂などによって、楽しくおしゃべりしているつもりなのに、不機嫌だったり、いじわるそうに見えてしまうことも。

黄信号で抜かされる

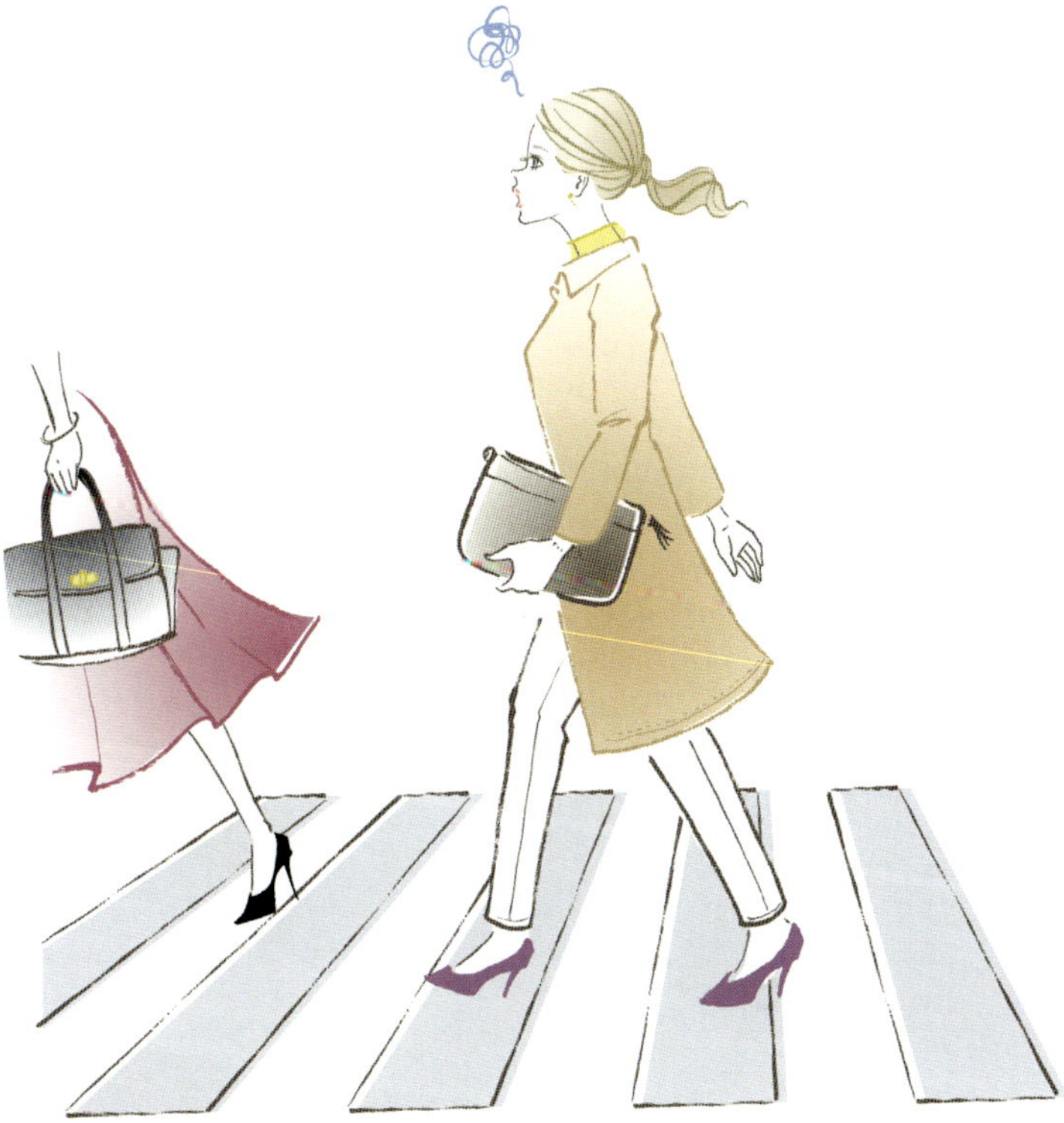

言葉にするなら、若い人はサッサッ、少し大人になるとスタスタ、歳をとるとしずしず…といったイメージに。人は、いきなり〝ヨボヨボ〟になるのではありません。何もしないでいると、知らないうちに少しずつ加齢が進んでいくのです。

立ち上がる姿が「よっこいしょ」

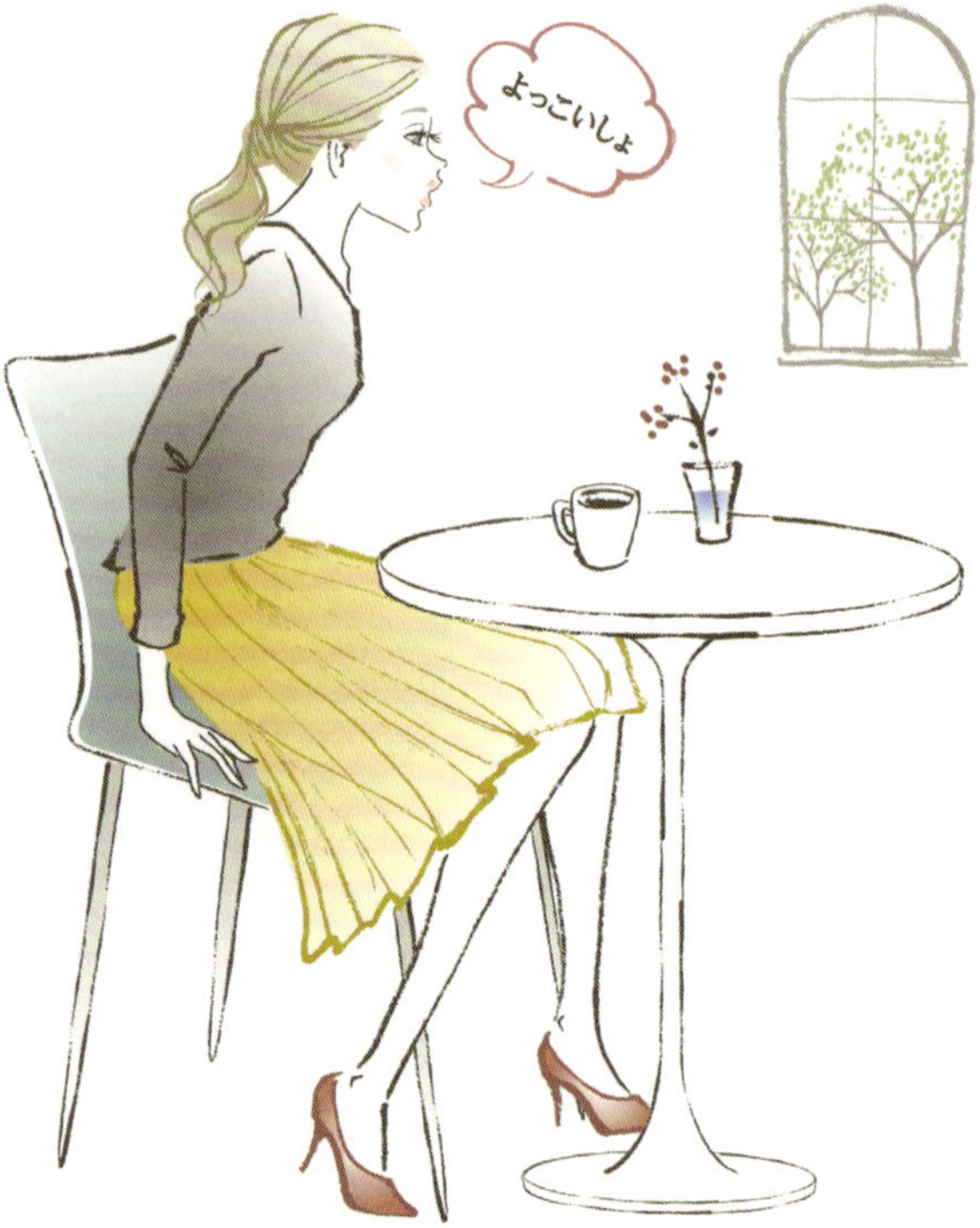

今日は疲れているから…とか、荷物が重いから…とか、いろいろと言い訳は思いつきます。でも、元気な子どもは、どんなに重いランドセルを背負っていても、ひょいと身軽に立ち上がります。立ち上がる動作一つに年齢はあらわれるものです。

下り階段で、一瞬ドキリとする

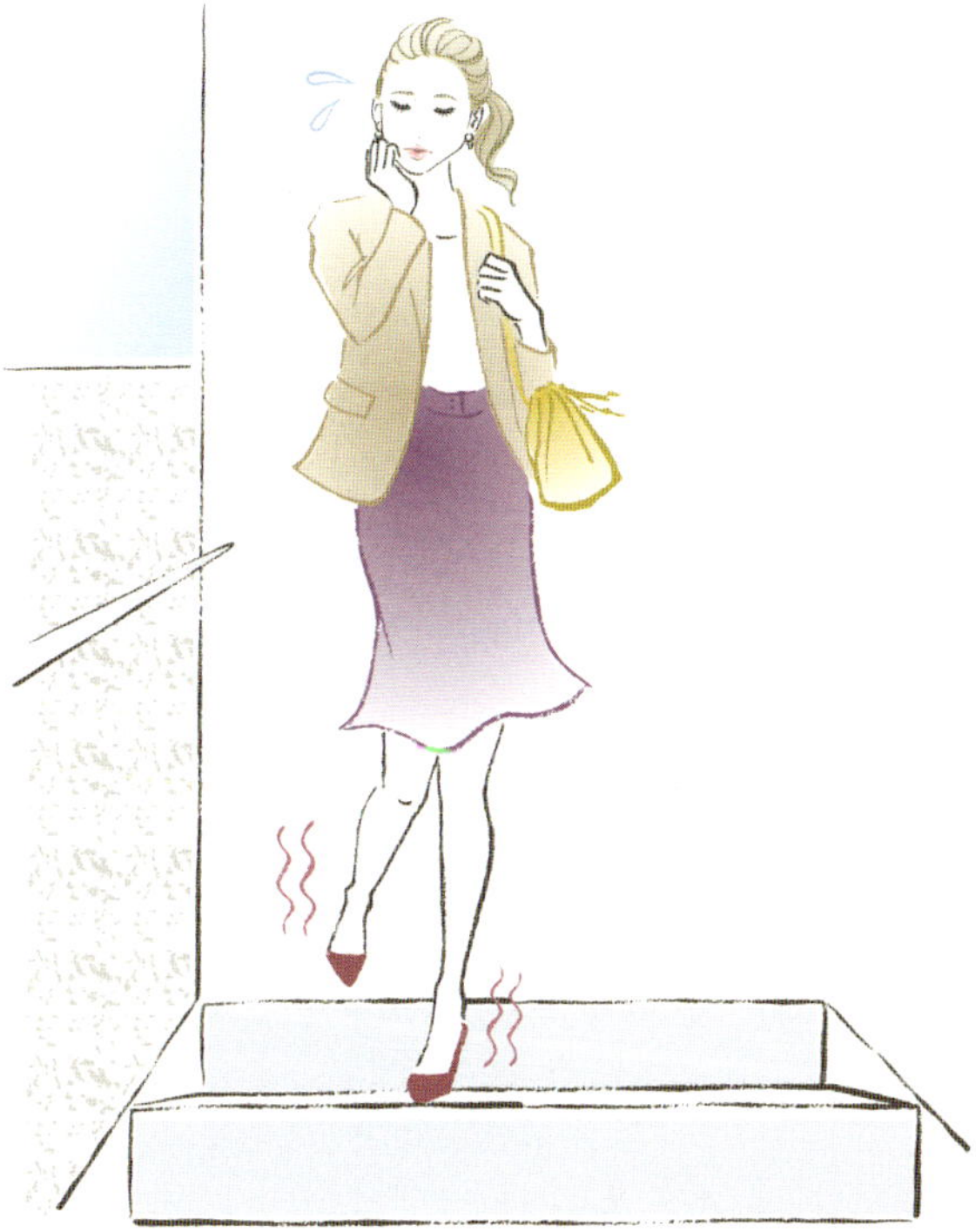

初期のうちは、自分では自覚しにくいかもしれません。駅の階段やお店のエスカレーターなどで、年上の人を観察してみてください。年齢を重ねると、片脚に体重をのせて、もう片脚を下に出す、という動作に一瞬の遅れやとまどいが見られるものです。舞台女優さんのように、足元を見ずに姿勢よく階段を降りられる人は、かなり鍛えられています。

目次

体の若々しさが顔、表情を輝かせる。
顔の若さ、美しさを取り戻すと心と体によい影響がある。

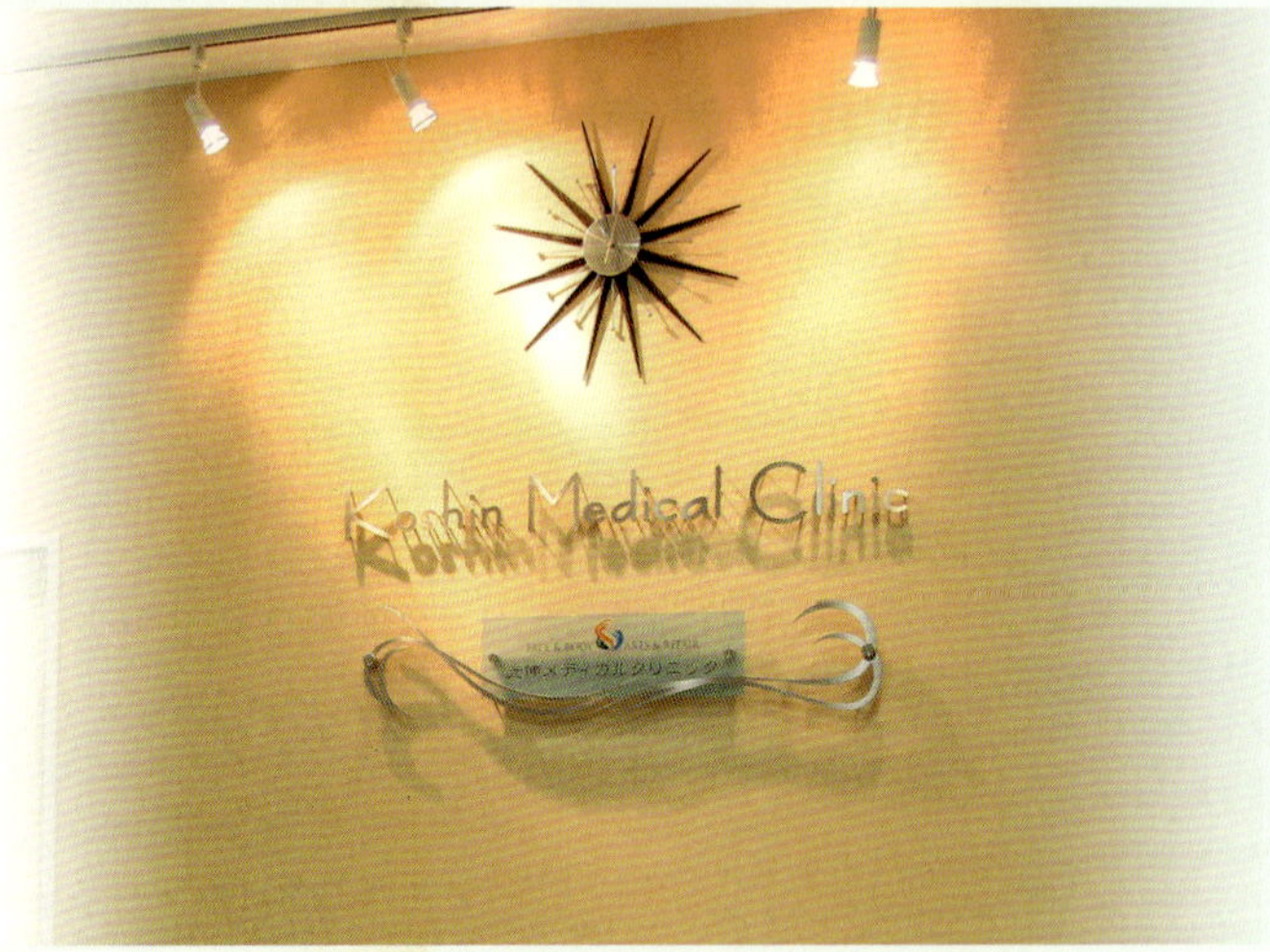

“より快適な人生” のためにはどちらも欠かせない。
すべてつながっています。

第1章

健康寿命の延ばし方

体のピークは30歳。
健康寿命とは、ピークに近い体を維持すること

ここ10年、日本人の平均寿命は延びてきているのに、健康寿命の延びはそれに追いついていないという厚生労働省のデータがあります。つまり、私たちの将来は寝たきりになったり、体のどこかに不具合を感じたりと、不健康な状態で過ごす期間が長くなりそう、という統計が出ているわけです。すでに２０１０年の段階で、平均寿命と健康寿命の差は男性で9年、女性で13年という統計があります(小数点以下四捨五入)。10年以上も不健康な状態で過ごすのは、できれば避けたいところです。

では、「健康寿命」から「不健康寿命」へと切り替わるタイミングはいつなのでしょうか? それは、不慮の事故や予測できない疾患を別として、ある程度コントロールできる、というのが私の考えです。

人間の体は、20歳前後から30歳にかけてピークを迎えます。骨の量、筋肉量、ホルモン分泌…すべてにおいて、30歳までにピークを迎え、以降は下降線をたどっていきます。男性と女性とでは下り方に差はあるものの、いずれも右肩下がりに落ちていくのは共通です。そしてあるラインより下になると「不健康」となり、通常の日常生活を送るのが困難になる、というわけです。

ただし、下降度合いには個人差があります。１００歳でかくしゃくとしているご婦人もいれば、自分ひとりで外出するのは難しいという60代もいます。いったいこの差はどこから来るのでしょうか？　答えは、二つあります。

一つは、若い頃の体力貯金が多いので、下降し始めても底をつかない、というパターン。例えば骨の密度が減ってしまう骨《こつ》粗《そ》鬆症《しょうしょう》は50歳以降に多く見られる症状ですが、それは20歳までの骨の量で決まる、といわれています。同様に、若い頃から運動をしていてしっかり筋肉のついている人は、そうでない人よりも健脚でいられる期間が長いのです。その逆に、若い頃に無茶なダイエットを繰り返していた、というような人は、体の不具合が早い年齢で出やすいといえます。

もう一つは、下降し始めても、少しずつ積み立て貯金をして目減りを防いでいるというパターン。たとえ下り坂の年齢にさしかかっても、体を鍛えたり積極的に動かしたりすることによって、蓄えを増やすことは可能なのです。80歳でも90歳でも、鍛えれば筋肉の量は増えていきます。体を動かせば新しい骨をつくり出す力も高まりますし、全身の細胞をつくり出す成長ホルモンも分泌されます。もちろん、加齢が始まった体を10代の成長期に戻すことはできません。けれど、ちょこちょこと貯蓄を補っていくことはできます。

どちらのパターンでも共通しているのは、30歳までにピークを迎える「体力貯金」をなるべく減らさず蓄え続けることが、若さにつながるということです。つまり健康寿命を延ばすということは、ピーク時の体力をなるべく維持すること。そして、それは本人の努力次第なのです。

女性の40代は運命の分かれ目。ここで手をかけると、残りの人生が変わっていく

30代から少しずつ下降線をたどっていく私たちの体ですが、男性と女性とでは、その下り方に少し差があります。

女性には、ドラマティックに体調が変化する期間があります。一般的に40代から50代にかけて、女性ホルモンの分泌量がガクッと落ちます。いわゆる更年期といわれる期間ですが、健康寿命を考える上で、とても重要なカギを握っています。

医学的なことを言えば、女性ホルモンの減少にともなって、骨の密度が劇的に減少します。50代以降、骨粗鬆症《こつそしょうしょう》だと診断されたり、骨折する確率は、女性の方が圧倒的に多くなります。また、肌の質感も変わります。潤いが低下して、キメが粗くくすんだ印象になり、シミやシワも目立ちやすくなります。脂肪のつき方も変わって、女性らしい丸みを帯びたラインから、角張った男性っぽい体型へと変化していきます。内臓脂肪が厚くなったり、血圧が上昇したりと、健康診断で

警告が出る人も増えます。また女性ホルモンとは関係がありませんが、40代以降は老眼も出てくるので、アイラインを引いたりネイルを塗ったりするおしゃれが若い頃のように楽しめない、といった器質老化による不具合もあらわれ始めてきます。

実は、普通の医者はあまり言わない、もう一つの老化ポイントがあります。それは、筋肉の量。一般的に、30代以降は何もしないでいると、筋肉量が年に約1%ずつ低下していきます。30歳を100%としたら、40歳で90%に、50歳で80%に下がってしまうというわけです。

まだ、10%減のうちは、それほどこたえないのです。ところが20%も減ると、さすがに「あらっ?」と気づき始めます。旅行にいっても、観光の途中で疲れ果ててしまったり、山に登る途中でイヤになって車に戻ってしまったり…昔とは同じように動けなくなってくるのです。50歳前後で、体力の低下を自覚する人は実に多いのが現状です。

見た目や体型に変化が出てくるタイミングで、体力の低下も痛切に感じ始めると人はどうなるか。「私はもうダメかもしれない」と自信を無くしてしまうのです。

実は、更年期症状そのものは、今の時代それほど恐いものではありません。女性ホルモン補充療法も進化していますし、そもそも不調を感じても2年くらい経てば80％くらいの人は症状が治まるといわれています。

怖いのは、心へのダメージ。自分への自信を無くすと、気持ちは暗くなり、やる気も起きないので、行動が消極的になっていくのです。

例えば、肌が乾きやすくなって、肌荒れやシミ・シワが出来やすくなったとします。心が元気なときは、「そろそろ、もっと年齢に合う化粧品を探してみようかしら」とリサーチしてお買い物に出かけたり、お風呂上がりに今までよりも念入りにクリームを塗ったりと、不調に対処する行動を起こすことができます。ところが自信を失っているときは、どうにかしようという意欲が湧かなくなります。鏡をしっかり見なくなるし、見た目にも気を使わなくなってくる。その結果、本格的に老いが進んでいく…という悪循環をたどります。しかも、この年代の女性は、自分のこと以外でやるべきことがたくさんあります。育児や家族のケアで忙しかったり、職場でも部下をまとめる立場であったり。目まぐるしく過ぎていく毎日の中で自分のことは後回し、という行動パターンになりがちなのです。

加齢を実感し始めるこの年代に、どれだけ元気な心でいられるかが、その先の人生を変えていきます。考えてみてください。60歳になっても、平均寿命を考えるとあと約30年も人生は続きます。30年といえば、赤ちゃんが大学を卒業して社会人として活躍するくらいの長い期間です。60歳になったとき「まだまだ大丈夫よ、もう一花咲かせるわよ」と思えるくらい元気でいて欲しいのです。

美は、健康寿命を延ばす。見た目に自信が持てると、心も体も元気になる

美しい人は、病気にかかりにくく長生きである——外見と健康との相関は世界各国で研究されていて、さまざまなエビデンス（実証結果）が報告されています。

ここでいう「美しい」人とは、生まれつきの造形のことではありません。肌のお手入れであったり、運動であったり、生活習慣であったり、後天的な努力によって手に入れる美のことです。近年、医学分野では「エピジェネティクス」という分野の研究が進んでいます。生まれつき持っている遺伝子ではなく、後天的な要素がどれだけ体に影響を及ぼすかを調べる生物科学です。例えば双子は、生まれた瞬間はそっくりでも、加齢と共にさまざまな差異が出てきます。同じ遺伝子を持っていても、それぞれが別々に暮らし始めて別のライフスタイルを送ることによって、見た目や若々しさ、そして寿命にまで大きな差がでてくるのです。

私自身、治療の中で感じるところがあります。

クリニックに、がんの放射線治療を終えたあとの患者さんが、美容治療を目的に受診されることがあります。

来院のタイミングは、抗がん剤や放射線治療をひと通り終えて少し経ち、副作用で脱毛していた頭髪が再び生えてきた、といった時期の方が多い傾向にあります。「検査の数値にも問題がなくなって、これからは経過を観察しながら元の生活に戻していくつもり。でもだいぶやつれてしまったから、職場に復帰する前に顔をキレイにしたい」といったような要望で来院されます。

健康寿命は美と切り離して考えることはできない、と感じる瞬間です。

がんを治療している側としては、転移もみられず、数値も安定していれば、ひとまず「所見なし」の健康体になれた喜ばしい患者さんたちのはずです。でも、本人が「元の職場に戻ろう」と前向きになれるレベルには、まだ至っていないのです。自分の見た目に自信が持てて、外に出ようという意欲が湧いてこそ、真に〝健康〟を取り戻せたといえるのではないでしょうか。

美は、単にうわべを綺麗に飾るものではなく、心に働きかけてきます。そして、ときにその力は、人生の充実度や幸福感にまで影響してくるのです。

第2章

整形外科から美容へ

命を扱う医者ではなく、人生を豊かにする医者へ

私の元々の専門は、整形外科です。整形外科とは、主に骨や関節、筋肉などを対象にする外科のこと。骨折、ヘルニア、ぎっくり腰、ねん挫や肉離れ、といった症状のときにかかる科といえばわかりやすいでしょうか。あとはスポーツ医学やリハビリテーションなども、整形外科の専門医があたることが多いのです。

整形外科出身で美容医療を行う医者は、全国でもそれほど多くないと思います。でも、私の中では整形外科で行っていることと、美容で行っていることはひと繋がりで、顔と体の両方を診れるクリニックを作ることは長年の夢でした。では、なぜ整形外科医が美容のドクターになったのか、順を追ってお話しましょう。

医学部の学生は、5年生になると「ポリクリ」といって、病院に出て臨床の現場を学ぶ実習があります。当時の私は、様々な科に興味津々でした。「やっぱり応用が広いのは内科だろうか、でも手術をするとか縫うといった技術的なことも学びたいから外科かな…」と迷いつつ、いくつかの科を回ったのです。

そこで二つのことに気づきました。

一つは、それまで疾患は医者が〝治す〟もの、と思っていたけれど、半人前の医学生が思う〝治す〟と、現場の先生が実践している〝治療〟にはギャップがあるということでした。たとえば高血圧の治療一つとっても、臨床の現場では「コントロールしましょう」という言葉を使います。もちろん、血圧が危機的に高いときや低いときにそれを戻す緊急の方法はいくつかあります。けれど、通常の診察で、患者さんの生活を考えながら行う治療といえば、良好な状態をなるべく保つように〝コントロール〟するしかないわけです。

もう一つは、医者には、命を救う医者と、人生を豊かにする医者との2種類があるということ。

たとえば救命救急センターでは、命の瀬戸際にある患者さんをギリギリのタイミングで引き受けます。そこでは、人間がいとも簡単に死んでいくのを目の当たりにします。不思議、といったら不謹慎かもしれませんが、命には不思議としか言いようのないことがたくさんあるのです。万全の態勢で治療にあたっているのに救えない命もあれば、大事故で瀕死の状態になっていた体が、何事もなくピンピンと回復するということもあります。こういう状況であれば生存する、これは難しいかもしれない、という判断は通用しないのです。もはやこれは神の領域で、人間が手を出すところではないのかもしれない、と当時の私は思いました。

一方で、命を扱うのではなく、人生の質にかかわる領域を受け持っている医者がいます。例えば眼科は、眼疾患そのものが命にかかわることは少ないでしょう。でも目が見えるか見えないかでは、人生が変わります。医療が介入することで人生が豊かになっていくことがある。ならば自分は、人生を豊かにする医者になりたい、と心が決まっていったのです。

では、人生の質に直結する科に行くとしたら、どこだろう？　そこから、整形外科への興味が湧いてきました。整形外科は、全身の運動機能を扱う科です。二本脚で歩くこと、箸を持ってごはんを食べること…すべては、骨や関節、筋肉が正しく機能していて叶うことです。毎日の生活に欠かせない機能を治療できるということは、とてもやりがいのあることだと思えたのです。

整形外科で学んだ「より良く治す」という考え方

いざ整形外科に入ってみたら、めまいがする思いでした。とにかく教科書が多いのです。「膝」というだけで辞書のように分厚い本が十数冊あり、同様に「外傷」「脊髄《せきずい》」「股関節《こかんせつ》」…と続いていくのです。

というのも、整形外科は医学の中でも、歴史の古い科です。すでに２０００年前のギリシャ時代に、骨が折れたら添え木をして紐で巻いて安静に、もしくは石膏のようなもので固定、といった治療が行われていました。

しかも、こんなことを言うと怒られてしまうかもしれませんが、整形外科でやっていることは、昔から大して進化していません。２０００年もの歴史があれば、折れた骨がくっつくスピードが４週間から１週間へと短縮されても良さそうなものですが、そこは自然の修復力を待つばかりなのです。

では医者は何をするのかといえば、骨がうまく付くのをサポートしているだけ。

骨の付き方が悪いと、骨や関節に変形が起こります。また神経や血管の損傷などの合併症も防がなければなりません。だから、骨折のタイプに合わせて手術の方法を工夫したり、固定に使う道具を変えたり、なるべく合併症を起こさないようにサポートしていくのが、医者の役目なのです。２０００年もの歴史で達成したことといえば、昔は30％の確率で起こっていた合併症を、今では10％にまで抑えることができた、といった進化度合いなのです。

けれどもそれだけの歴史がありますから、どう治療していくかというアプローチは、先人たちがさまざまに工夫しています。「こういうタイプの骨折にはこうした方が良い」とか「別の側面を考えるとこれを優先した方が機能回復には優れている」などと、方法論がいくつもあるわけです。だから新人のドクターは「治療方針を立てる前には、３冊以上は異なる教科書を読んで、自分なりに最善だと思うものを選べ」と指導されます。

ずいぶんまどろっこしいように思うかもしれませんが、この整形外科で学んだ治療スタンスは、抗加齢医療にも通じると今では感じています。

人間には元々、傷を治したり、細胞を修復したりする機能が備わっているのです。体が何らかの損傷を受けたときに修復するのは自身の力です。そこ自体に切り込んでいくのは、２０００年の医学の歴史をもってしてもなかなか難しい。医療が受け持つ役割は、体が力を発揮する際に、なるべく苦痛がなく安心して、より良く修復できるように助けることなのです。

「これを飲めば5歳寿命が延びる」といったような、命そのものを直接延ばす特効薬は、これからも難しいでしょう。けれど体が持つ機能をより良く引き出したり、加齢による機能低下を防ぐアプローチは、どんどん進化していくと思います。

整形外科医が考える、リバースエイジング

私は整形外科医ですから、患者さんの体や顔を診るときに、順序を追って検証する習慣があります。

【1 骨】
【2 関節】
【3 筋肉】

このように、内側から外側へと積み重ねて考えていきます。

では、人間の体はリバースエイジング（＝若返り）が可能なのでしょうか。

【1】から【3】へと順番に考察していきましょう。

【1 骨】

まず、骨は骨粗鬆症《こつそしょうしょう》の治療薬があります。

骨というのは生きていて、絶えず古い骨を壊しては新しい骨を作る新陳代謝を行っています。加齢やホルモンの影響などでそのバランスが崩れると、壊れる速度に作る速度が追いつかなくなって、骨が弱くなってしまうのです。骨に関しては、過剰に壊れるのを止める薬もありますし、作る働きを促進する薬もあります。いずれも年単位で治していく長期戦にはなりますが、保険診療でも認められている、一般的な治療です。つまり、骨の密度に関しては、加齢を食い止め、年相応のレベルにまで戻すことが可能です。

【２関節】

次に、関節（軟骨）。こちらに関しては、現状△といったところでしょうか。現在、再生医療の研究開発が目覚ましいスピードで行われています。軟骨に関しても、ｉＰＳ細胞によってつくられた軟骨が存在していて、動物実験ではすでに成功例が出ています。現在はその次の段階に入り、人に対しての臨床試験が始まっているところです。おそらく近い未来に、実用化されるのではないかと期待しています。

また、傷んだ軟骨を人工の関節に置換する手術は昔から行われています。ただし人工関節には耐用年数があり、数十年後に再手術が必要な場合があります。人工関節はあくまで対症療法で、リバースエイジングにまでもっていくのは難しい、というのが現実のところです。時代と共に良いものが出て来ているので、こちらも進化が待たれるところです。

【3 筋肉】

そして、筋肉に関しては、量も質も向上させることが可能です。

筋肉は、何歳になってもトレーニングによって増やすことができます。また、適切な運動を定期的に行っている筋肉は太さが出て密度も高まり、質も良くなるのです。質の良い筋肉は柔軟性も高く、必要に応じて伸びたり縮んだりと適切に動きます。正しいトレーニングをすれば、50歳の人が30代と同等の筋肉を手に入れることができます。

まとめると、【1】骨は○、【2】関節は△、【3】筋肉は○。
つまり体に関しては、3つのうち2つはリバースエイジングが可能なのです。

３つのうち、１つが△なのだから、完璧ではないのでは…？　というご指摘もあるかもしれません。確かにその通りです。でも、現状で２つも明確な道があるのだから、手が届くところから始めていこうよ、と私は思います。

医学的な考え方とアプローチに基づき、リバースエイジングを目指していく。
私はそれを「メディカルコンディショニング」と名付け、自身のクリニックで行う治療の大きな柱としています。

治療に最も必要なのは、モチベーション

整形外科のもう一つの特徴は、結果に対してとてもシビアな科だということです。手術にしろ、外来治療にしろ、「痛みが取れたかどうか」がはっきりとした判断基準になるからです。

すぐに痛みが取れれば「先生、ありがとう」となるし、1週間経っても痛いままなら、「先生、何かおかしいんじゃないの?」ということになります。

実は、〝痛み〟の感じ方は、心理状態と深い関係があります。

例えば膝や股関節《こかんせつ》の手術をした後は、寝たきりにせず動きましょう、異常がなければ翌日から歩くように、と病院では指導します。動かさないでおくと患部の周りが硬くなってしまって、回復が遅くなります。手術直後は歩きにくさや違和感があることでしょう。それでも、松葉杖をついででも歩くことが大事です。筋肉は動かさないでいるとすぐに萎縮しますから、手術前の運動機能を維持するためにも、必要なことなのです。

そのときに重要となるのが、患者さんと医者の信頼関係です。

信頼関係ができていないと、患者さんは痛みを強く感じやすくなります。「こんなに痛いのは、きっと悪い手術をされたに違いない」と不満な気持ちが募りますし、痛みを強く感じるから、体を動かすのも苦痛になります。そうするとその人は術後に運動不足になってしまって、筋力が落ち、ますます運動機能が低下してしまいます。「手術前はかろうじて歩けたのに、今は最寄りのバス停へすら行けなくなってしまった」といったように、悪化の一途をたどっていきます。

患者さんと医者の信頼関係ができていないと、痛みも悪化するし予後も悪い。これは、多くの論文などで報告されていることですが、私も臨床の現場でたくさんのケースをみてきて、そのとおりだと確信しています。

病は気から、という言葉がありますが、なかでも運動機能に関するケガや病気は、本人の〝治ってほしい〟という希望や〝治るんだ〟という意志が、何よりも重要な回復のカギとなります。

もちろん、病院でも機能回復に必要な処置やリハビリは行います。けれど、本人が「痛い、痛い」と我慢しながら数十分のリハビリメニューを嫌々こなして、その後は家で寝ている、という生活では、なかなか良くならないでしょう。

私たち現代人は、昔と比べて歩かなくなったと言われていますが、それでも1日に6000〜7000歩は歩いているという統計があります。普通の歩行で時間換算すると、6000歩なら約1時間。最低でも、そのくらいは体を動かすのが〝健康的な日常生活〟なのです。ましてや、ケガや病気で低下した運動機能を回復させようと思うなら、より積極的に体を動かす必要があります。

筋肉を動かすのは脳ですから「もっと運動しよう」という思考回路にもっていくためには何かしらのモチベーションが必要となります。

杖をつかずに歩けるようになりたい、また走れるようになりたい、旅行に出かけたい、職場に復帰したい…モチベーションの持ち方は人それぞれだと思いますが、共通するのは「外に出たい」という意欲を持つことだと思います。

そのときに「美容」というのは、大きなモチベーション作りのきっかけとなります。自分の容姿に自信を持つことは、前向きな気分と直結しているのです。自信を持つと、人は外に出たい、誰かと会いたい、と自然に思うようになります。人生をもっと楽しみたくなり、行動が積極的になるのです。

私は、美容クリニックの勤務医となって、そのことを深く理解することとなりました。整形外科医だった私が美容医療にのめりこんでいった理由も、そこにあります。

美容医療が、メスを使わなくてもできる時代に

２０００年を少し超えた頃のことです。当時の私は、救命救急センターで整形外科部長を務めていました。多くのドクターがそうであるとは思いますが、私は新しい治療法や、それについての検証報告などがあれば、積極的に知りたいと思うタイプです。医学雑誌の論文を読んだり、学会に参加したり、熱心に情報収集をしていました。

当時特に強い関心を持っていたのは、骨粗鬆症《こつそしょうしょう》や変形性関節症といった骨の病

気を予防する方法です。いろいろな文献を読んだところ、加齢による骨の劣化には、ホルモン補充療法が予防対策となるようでした。アメリカではすでに治療が始まり実績も上げていましたが、日本ではまだ一般的ではなかったため、アメリカ留学でもして学んでこようかな、と考えていたところでした。

そんな時、母校の先輩ドクターがアメリカでホルモン補充療法を学んできたというのです。自身のクリニックでホルモン治療外来を開設するとのこと。そこで、渡りに船とばかりに、先輩のところに勤務して教えてもらうことにしたのです。

世の中にあまり知られていないような新しい治療ですから、患者さんの数はそれほど多くありませんでした。そのクリニックは最新の美容医療を行うことで有名なところでもあり、美容目的の患者さんが圧倒的に多かったのです。そこでせっかくだから見学させてもらおうと、先輩の後ろに金魚のフンのごとくついて歩いて、いろいろな治療を見せてもらっていました。

当時は、まさに美容医療の転換期ともいえる時代でした。それまで美容医療というと、あごの骨を削って小顔を作るだとか、鼻にプロテーゼを入れて高くするといった、メスを使って顔の造形を変える治療が主流でした。美容クリニックに通うのは、よほど美容意識の高い人か、経済的にも時間にも余裕のある人。もしくは積年のコンプレックスを克服するために一大決心をしてクリニックの門を叩く、というイメージだったのです。

ところが21世紀に入って、新しい治療法がどんどんアメリカから入ってきました。鼻をわざわざメスで切開して異物を入れなくても、ヒアルロン酸を注入すれば高くなる、という画期的な治療が登場したのもこの頃です。また、今では一般的になった、マシンで光を照射して肌全体をトーンアップしたりリフトアップするという治療も登場しました。メスを使わずに肌を傷つけることなく、綺麗になれるようになったのです。女性誌などのメディアでも「プチ整形」と呼ばれて大きな話題となり、患者さんの層も広がっていきました。

美容クリニックはもはや一世一代の覚悟で顔を変える場所ではなく、もっと気軽に、もう少し綺麗になりたい、もう少し若く見せたい、という気持ちで訪れる場所へと変貌しつつありました。

美容が人生を変える瞬間を目の当たりに

そんな新時代の治療に取り組む先輩ドクターの後ろについて「ほぅ、すごいですねえ、そんなこともできるんですね」と傍観者気分で見学していたのですが、ある時、先輩ドクターが長期入院でクリニックを休むという事態が起きました。「中村、2日でいいから外来を担当してくれ」と言われ、大慌て。急遽、日程を調整すると同時に、自分のための研究日をつくりました。クリニックのスタッフ一同に協力してもらって、施術を練習。急ごしらえの美容ドクターの誕生です。

今だから言えますが、何しろ美容は初めてのことで、恐る恐るのスタートでした。それでも3~4か月続けるうちに、嬉しいことに私を指名してくれる患者さんも増えてきて、自分でもいい結果が出せていると感じられるようになっていきました。

それからは、整形外科への勤務を減らし、その分、美容クリニックへも定期的に勤務する、二足のわらじ生活になったのです。

当時担当した患者さんで、強く印象に残っている方がいます。

とある初秋の昼下がり、60代の女性が来院されました。彼女は、背中がちょっと丸まっていて、しょんぼりとした感じで覇気がなく、疲れているように見えました。第一印象では〝70歳くらいのおばあさん〟という感じでしたから、カルテに記載されていた年齢よりも年上に見えていたと記憶しています。

お話を聞くと、ご主人を亡くされた後で、ひとり暮らしが淋しいとおっしゃいます。離れて暮らしている息子さんたちともなかなか会えなくて、家にいても話し相手がいない。気晴らしをしようにも、一人で出かける気力がなかなか湧かない、ということでした。そんな折り、年末に同窓会を開催するという誘いを受けたというのです。「せっかくの機会だから、ぜひ出席したい。それまでに、なんとかもう少し綺麗な見た目になりたい」というのが彼女の希望でした。

幸い、同窓会までには数か月あります。連続してクリニックに通ってもらって施術を行う時間の余裕がありました。彼女に聞くと「どうせなら、できることは全部したい」と、おっしゃいます。そこで、レーザー照射で目立つシミを除去し、ボトックス注射で深いシワを目立たなくさせ、さらにくぼみ感や肌のしぼみが気になるところにヒアルロン酸を注入。数回に分けて、ふっくらとした肌に整える治療を行うことにしました。この時点で、70歳に見えていたのが50代に。実年齢より確実に10歳くらい若く見えるようになりました。

念願の同窓会は、それはそれは楽しかったそうです。ものすごく喜んで「先生ありがとう、来年も同窓会をすることになったの」とわざわざ報告にきてくれました。綺麗になると、自分自身が嬉しいのはもちろんですが、周りの反応も変わります。旧友たちとのおしゃべりが、ずいぶん弾んだようでした。

それ以降、定期的に来院されるようになりました。驚いたのは、彼女がクリニックに来るたびに、どんどん若返っていくことでした。もちろん、ヒアルロン酸注入などの美容医療を行っていますから前よりも若く見えるのは確かです。けれど、彼女の変化は、そんな部分的なものだけではありません。言葉でいうならば、シャキーンとする、とかビシッとする、という表現がピッタリです。髪型も華やかな感じになって、全体的におしゃれな印象に変わったのです。

彼女の話では、クリニックに通い始めたのをきっかけに、外に出るのが楽しくなったのだそうです。鏡を見れば自分の顔がいい感じだから、お化粧をしてお出かけしようという気分になる。美容院に行けば、担当の方から「何かいいことありました？」と声をかけられる。褒められて嬉しいから、もっと綺麗になりたい、新しいお洋服も買いたい、と思います。「先生、整形（外科）なんでしょ？どういうことやるの？」と、ボディの美容に関しても、興味津々です。

そこで、私は冗談混じりに「顔も大切だけれどね、後ろ姿はもっと若返るよ。後ろ姿ぐらい、30代前半くらいに見えてもいいんじゃない？」と、体を鍛えることを提案しました。さっそく彼女は、自宅の近くでパーソナルトレーニングに通うようになったのです。

プロのもとで体を鍛えると、みるみる全身のバランスがよくなり、立ち居振舞いもきびきびとした感じになります。背筋も伸びて、歩き方も変わって、もはや別人です。冗談ではなく「後ろ姿は30歳、歩く姿も30歳」を実現したのです。

彼女の変貌は、私に大きな衝撃を残しました。

それまで整形外科で、回復を早めるためには本人のモチベーションが何よりも大事ということはよくわかっていました。「もっと歩きましょう」、「足腰を強くするにはこんな体操がありますよ」と、回復のために体を動かすアドバイスも熱心にしてきたつもりです。でも同時に、本人にその気がなければ、いくら簡単な運動でもなかなか続かないということもわかっていたのです。

ところが、「美」を手に入れるだけで、彼女は軽々と、その壁を越えました。こちらから何も強要しなくとも、どんどんやる気を高め、自らの意志で若く綺麗になっていったのです。

体を元気にするには、心が元気でないといけない。
心を元気にするには、美容は大きなきっかけとなる。

整形外科と美容。２つの科にわたって治療を行うことで、リバースエイジングにおけるゆるぎない答えを見つけることができたのです。

そこから、私の理想のクリニックづくりの構想が始まりました。

Column

美人の定義とは

「美」のつく言葉はたくさんあります。美徳、美観、美食、美声、美術…。これらの共通点を考えてみると、美とは、人の心に何かしらポジティブなものを与えてくれるものだということに気づきます。

安堵、感動、なごみ、癒し、希望、生命力。人が心地よさを感じ、幸福感を得られて、生きるパワーの源となる。美は、人の心に力を生み出すのです。

美＝心をなごませ、幸せな気分にしてくれるもの

と定義するならば、

美人＝周りを元気にさせたり心地よい気分にさせてくれる人

だと言えるでしょう。だから、美人の周りには、自然と人が集まってきます。

美人には心を動かし、人の輪を広げる力があります。だから、美人が増えれば、世の中は明るく元気になると思うのです。

第3章

「見た目」と「動き目」

見た目とは

静止しているときの顔・姿のこと

鏡を見た時に映る自分の姿

動き目とは

動いているときの顔・姿のこと
顔ならば喜怒哀楽の表情、
体ならば歩いたり座ったり、
日常動作のすべて

他人が、あなたの年齢や人となりを推測するとき、
多くは「動き目」を見て判断します

人には、「見た目」と「動き目」があります

人は、自分の顔や姿を確認するとき、まず鏡を見るのではないでしょうか。お化粧をするとき、美容院で髪型を変えるとき、新しい服を買うとき…鏡を見て、自分に合っているか、若く見えるかをチェックするものです。

自分の見た目に納得ができると、自信がつきます。第1章でも少しお話をしましたが、見た目が心身に及ぼす影響は世界各国で研究されています。自分の見た目に自信のある人は、幸福感を得られやすい、肉体年齢も若い、人生に生きがいを感じている、といったプラスの傾向があることが、さまざまな調査によって実証されています。また、「自分は若い」と感じている人は、そうでない人たちと比べると、実際に長寿であるというデータもあります。

ただし、それは「静止画」の世界の話。私たちは「動画」の世界で生きています。

「あの人って若いよね」「元気だよね」と他人に対して感じるとき、私たちは目にしている動作のすべてを見て、総合的に判断しています。

「静止画」で判断するのは、せいぜい雑誌に載っているモデルさんに対してぐらい。テレビに出ている芸能人に対しても、身近で出会う人たちに対しても、立ち居振る舞いや顔の表情、バッグの持ち方から食べるときの口の動きまで、視界に入ってくる情報すべてからその方の人となりを読み取っています。

私はこれを「動き目」と呼んでいます。

恐ろしいことに、いくら「見た目」だけを若作りしても、「動き目」はごまかしが効かないのです。服や髪型が若くても、歩き方や姿勢が老けた感じだと、決して若くは見えません。それどころか、厳しい言い方をすれば見た目と動き目にギャップがありすぎると滑稽《こっけい》に見えることすらあります。

さらに細かく言うならば、顔の「見た目」だけが整っていても、ブスッと不機嫌そうであったり、喜怒哀楽に乏しかったりと、動く表情（動き目）が美しくない人は、魅力的に見えません。

一方で、「動き目」は本人の努力次第で、いかようにもリバースエイジングが可能だという側面を持っています。

私はよく、患者さんとのカウンセリングの中で「目指すのは、歩く姿は30歳。後ろ姿も30歳」と言うのですが、決して誇張した表現ではありません。

たとえば元プロテニスプレーヤーの伊達公子さん。20代で一度引退したものの、37歳で復帰して、46歳までトップクラスのプレイヤーとして活躍されました。競技生活の中で培われた、あの引き締まって均整のとれたプロポーションは、まさにエイジレスビューティを体現するもの。元プロ野球選手の山本昌さんも、ケガや故障に幾度も見舞われながらも、徹底した調整やトレーニングによって、50歳まで第一線で活躍し続けました。

何もしなければ、体力は30代以降、徐々に低下していきます。でも、そのときどきで適切なコンディショニングを怠らなければ、これだけの長い期間、最前線でパフォーマンスできる体の機能を保つことができるのです。

その逆に、「動き目」をおろそかにすると、加齢は一気に加速します。体の動きが悪くなると、どこかへ出かけたり何かをするのが億劫《おっくう》になって、行動範囲が狭まります。今までは用事があれば電車に乗って出かけていたものを、だんだん近所で済ませよう、という発想になります。そんな生活をしていると、ますます体力も気力も落ちていき、近所にすら出かけなくなってしまいます。そのうち家の中でも2階に上がるのが億劫《おっくう》になり、自分の部屋とトイレの往復になり、最後は布団の中だけで過ごす日々。動き目加齢の行きつくところは、寝たきりの生活なのです。

あなたは自分の「動き目」に、自信がありますか？

この機会に一度、チェックしてみましょう。次のページのチェックリストを確認してみてください。

動き目チェック【診断編】

□1 例えば信号を渡っている途中で黄信号になって急ぐとき、走るというよりは小刻みな小走りになってしまう。

□2 椅子に座り、片脚を床と並行に上げる。手の反動をつけないために、両手は胸の前で組む。その姿勢のまま、片脚で立ち上がれるかチェック。利き足でない方も試してみて。

□3 体重は変わっていないのに、以前の服がきつく感じるようになった。

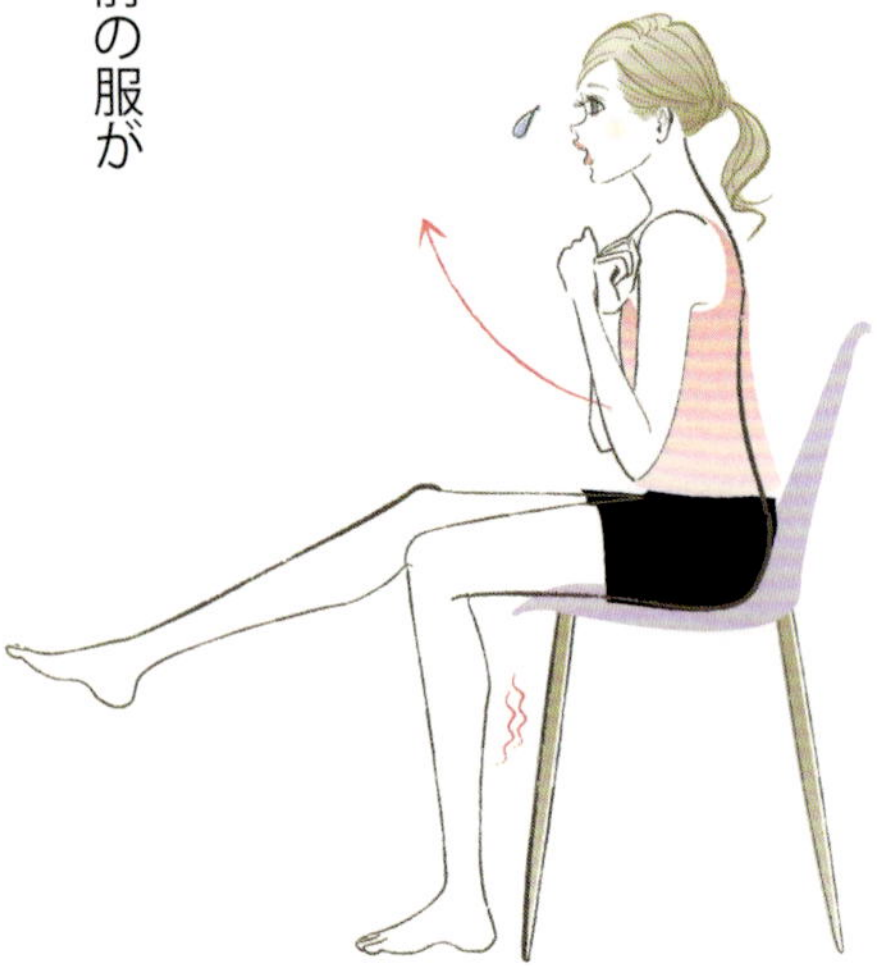

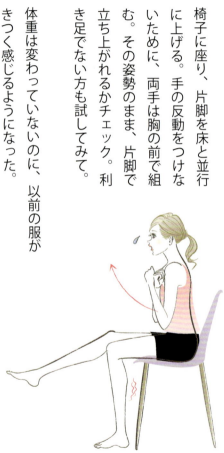

□**4**

ここ数年の間に、ヒールの高い靴を履いていて、つまずいたり足をひねったりしそうになったことがある。もしくは履いている間に、膝や腰に痛みを感じた。

□**5**

マッサージや整体に行っても、一瞬気持ちいいが、すぐに痛みやコリが戻ってしまう。

□**6**

壁に沿って立った姿勢を、横から鏡に映して姿勢チェック。特にこの3つは重要ポイント。

・膝が曲がって前に出ている
・後ろ肩が壁につかず浮いてしまっている
・首が前へ突き出ている

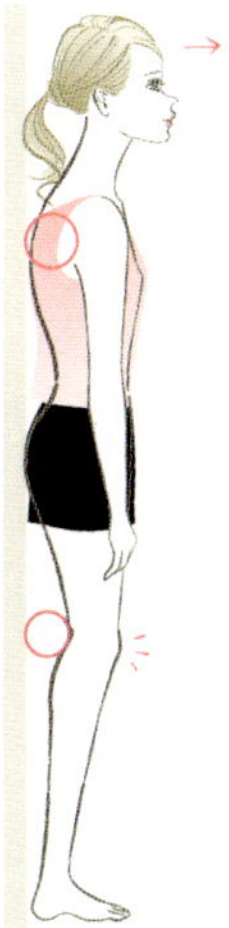

□**7**

次は、鏡に向かって正面向きに立つ。まっすぐ立ったとき、両膝の間が空いていないかチェック。

動き目チェック【解説編】

□1 本来、急いで走ろうとすると歩幅が広がるはず。歩幅が広がらず小走りになってしまう人は、股関節《こかんせつ》周りの柔軟性や筋力バランスが衰えている可能性があります。

□2 片脚で立ち上がるとき、気合いを入れないと立ち上がれない人や、ぐらついてしまう人は、下半身の筋力が低下しています。

□3 体重が増えていないのにボディサイズが大きくなるのは、筋肉量が落ちて脂肪に変わっているサインです。

□4 ヒールの高い靴を正しい姿勢で履きこなすためには、筋力が必要です。つまずいたりひねったりするのは、姿勢がキープできていない証拠。また、悪い姿勢で歩いていると膝や腰が曲がり、痛みが出てきます。

□5

コリや痛みは、姿勢の悪さによって起こるもの。つまり、あなたの体には、正しい姿勢を維持するための筋力が欠けていて、骨格の並び（アライメント）が崩れているのです。いくら症状のあるところを丁寧に揉みほぐしても、原因を改善しない限り、同じことを繰り返します。

□6

真っすぐ立って正しい姿勢が取れないということは、全身の骨と筋肉のバランスが崩れています。バランスが崩れた状態だと体の機能をフルに発揮することができません。例えば歩幅が狭くなる、瞬発力がなくなる…といったように、動きに影響が出てくるのです。

□7

姿勢が崩れている人は、内ももの筋力が低下しています。その結果、O脚ぎみの立ち姿勢に。リラックスして真っすぐ立ったとき、膝と膝の間が大きく空いてしまう人は、内ももの筋肉がかなり落ちています。

首や肩のコリが取れない？　それが全身老化の始まりです

　パソコンやスマホを眺める時間が多くなった現代人は、若い人でも首や肩にコリを感じています。放っておくとコリがより強固になって、肩甲骨までガチガチに硬く固まってしまいます。マッサージでほぐしてもすぐに戻ってしまう、コリによって頭まで痛くなってくる…といった自覚があるなら、かなり要注意レベルです。そのとき、肩や首だけでなく全身も悲鳴を上げています。コリは、全身の老化を痛みで知らせてくれる一つのアラームだと捉えてください。「湿布でも貼っておこうかな」とのんきに構えている場合ではありません。

　というのも、肩コリというのは体の一部が固くなる現象ですが、その原因は、全身からきているのです。いくら症状のあるところを揉んだり温めたりしても、原因そのものを改善しない限り、根本解決にはならないのです。

ポイント① 筋肉は単体ではなくセットで動く

まず、筋肉というものは伸びたり縮んだりすることで体を動かしています。そして筋肉は、シングルでは動きません。必ずペア（もしくはそれ以上の数）で、連動して動くのです。イメージとして、理想的な例を挙げます。バレリーナやダンサーが、舞台の上でスッと立っているような姿勢を想像してポーズをとってみてください。美しいデコルテを最後列の観客にまで見せつけるように胸を張り、背すじをスッと伸ばします。肩の力みを抜いて、なるべく首が長く見えるよう、頭の上から一本の糸で吊られているようにしてみてください。

そうすると、胸の筋肉がストレッチされてデコルテにハリが出るのを感じるでしょう。このとき、胸の前面にある「大胸筋《だいきょうきん》」は適切に伸びています。一方で、背中側は、二つの肩甲骨がキュッと寄るように引き締まるのを感じるはずです。そう、前面が伸びれば、背面が収縮する。このようにセットで筋肉は動くのです。そして、ある程度胸が張っていて背中が適度に締まっているこの姿勢のときに、肩も首も正しいポジションに収まります。

ポイント②　胸と肩、対になる筋肉のバランス悪化で肩コリが起こる

では、次に肩コリを引き起こす悪い例を挙げます。街角でスマホを取り出して、着信をチェックするポーズをとってみてください。手元を覗きこむために、少し前屈みの姿勢になります。

そうすると、背中が丸まり、本来体の側面にあるべき肩が、前に入り込むような形になります。そのときの胸の筋肉をチェックしてみてください。力を入れることができず、ゆるんでハリのない状態になっているはずです。当然ながら、その姿勢だとバストは下がって見えます。さらに、背中や首の背面は緊張して固くなるはずです。胸がゆるみ、背中が固くなる。先ほどのバレリーナやダンサーの場合とは逆のパターンで筋肉が働きます。このとき、首が前に突き出るような形になるので、５kg以上ある頭部の重みが、首や背中にかかってきます。固く張りつめた筋肉に重い負荷がかかり続け、過緊張状態になります。これが肩コリを引き起こします。

ポイント③ 肩コリのある人は、骨盤が後傾する

さらには、下半身にも問題が出てきます。頭部が前に落ちて不安定になった上体を支えるために、下半身もポジションを変えなければいけなくなるのです。骨盤が後ろに倒れて、上体の重さを支えます。本来、上半身は骨盤の上に真っすぐ乗るようにできているのに、骨盤が後ろに倒れてしまうと、腰も必要以上にカーブしてしまいます。その結果、腰の筋肉が過緊張状態になり、腰痛の原因になります。一方で、腰とセットで働いているお腹周りの筋肉はゆるんでしまうため、おなかがぽっこりと出てしまいます。

ポイント④ 骨盤が後傾すると、下半身がうまく使えず老化する

そして骨盤の股関節《こかんせつ》からは、二本の脚がつながっています。骨盤が後ろに倒れてしまうと、脚の裏側の筋肉群（ハムストリングス）がゆるんでしまって働かなくなります（よろしければ、本を読みながら実際に試してみてください。わざと骨盤を後傾させた姿勢で、脚を後ろに蹴り上げようと思っても、強く蹴り出すことができないはずです）。

脚をうまく蹴り出せないということは、大股でスタスタと歩いたり、早く走ったりすることができないということです。早く移動しようと気持ちは焦るのに、小走りでしか走れないという人は、骨盤が後傾している確率が高いと考えられます。そして、大股で歩くときに使う脚やお尻周りの筋肉は、全身の中でも一番ボリュームのある筋肉群です。うまく歩けないということは、この筋肉群が使えなくなるということ。そもそも、人間の体は加齢によって筋肉がボリュームダウンしていく傾向があるのに、姿勢が悪い人は、それに加速がついて顕著に老けやすくなってしまうのです。

さらには、膝も曲がる、お尻の位置も下がる、足首もスナップを効かせにくくなるから太くなる、など下半身のプロポーションも変わってきてしまいます。

たかが肩コリ、されど肩コリ
肩コリ１つが、全身老化の始まり

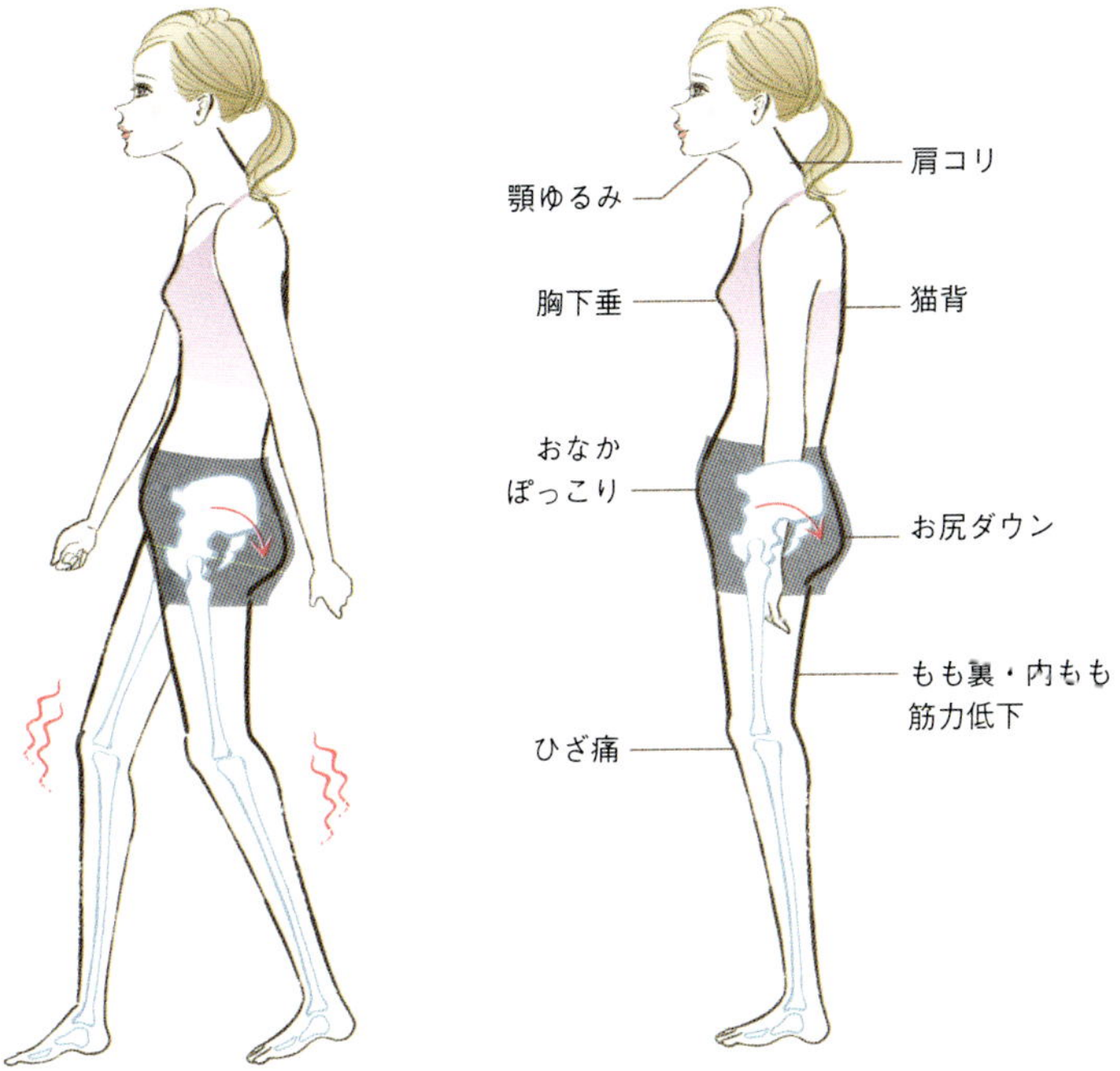

骨盤が少し後ろに倒れるだけで、脚は後ろに上がらなくなります。

肩コリのある人は、骨盤が後傾します。
骨盤が少し倒れるだけで、下半身は顕著に加齢します。

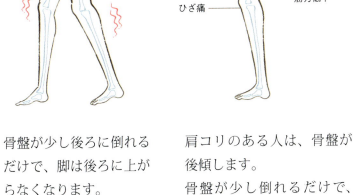

体の運動機能はひと筆書き。頭のてっぺんからつま先まで、ひと続きで連動しているのです。肩コリ一つ取っても、それが全身の加齢やプロポーション劣化につながっていくということがお分かりいただけたでしょうか。

そこで、私が提案するのが「メディカルコンディショニング」です。

全身の骨と筋肉を正しいポジションに整えて、人が本来もっている体の動きをスムーズに発揮できるように整える運動療法です。

「動き目」を若返らせる「メディカルコンディショニング」

メディカルコンディショニング＝
全身の骨と筋肉のバランスを整える動作を組み合わせた運動療法

体がピーク年齢を越える30代以降、人は何もしないでいると年に約１％ずつ筋肉の量が落ちていきます。筋肉が落ちれば体力が低下し、基礎代謝量も落ちるので太りやすくなる。それは、多くの方が知っている事実です。

実は、加齢による筋力低下にはもう一つ別の問題があります。それは、筋力が落ちていくときに、全身が同じように落ちていくのではなくて、バランスを崩しながら落ちていくということ。

先の肩コリの章でも解説しましたが、筋肉は一つずつが単体で動いているわけではなく、複数で連動して動いています。そして、筋肉同士のバランスの乱れは、骨格の並び（アライメント）にも影響を及ぼします。筋肉一つに問題があることで、骨盤が傾いたり膝が曲がったりして、歩幅が狭くなったり、蹴り出す力が弱くなったりと、運動機能にも影響が及んでくるのです。

バランスの崩れた体で日常生活を送ると、加齢は加速します。例えば1日6000歩歩くとして、通常ならば一歩踏み出すたびに使われるべき、ももの後ろの筋肉群や、お尻、お腹周りの筋肉がうまく働かなくなるのです。使われなくなった筋肉は、萎縮して細く弱々しくなってしまいます。

さらには、筋肉は常にペア（もしくはそれ以上の数）で連動して動いているので、一方の筋肉が萎縮すると、他方の筋肉にも悪影響が出ます。本来、力がかかる方の筋肉が収縮して、逆側は伸びる、という拮抗運動《きっこううんどう》をするはずなのに、一方が萎縮して働かなくなると、逆側はずっと力のかかった状態で固まってしまうのです。そうなると、体の柔軟性が失われるのはもちろんですが、縮んだ筋肉が骨を引っ張ってしまい、骨格の位置まで変えてしまいます。

つまり悪い状態を放置すると、運動しようと思っても効率的にできないし、無理して動かしてもますますバランスが悪化してしまう…という悪循環に陥ってしまうのです。

だから、トレーニングをしようと思うなら、まずは今の自分の体がどういうバランスになっているかを知らなければなりません。

「メディカルコンディショニング」では、まず全身の状態を見極めることからスタートします。単に筋肉の全身バランスだけでなく、骨や関節の状態も確認します。例えば骨の変形であったり、痛みや機能不全などがある場合は、症状を取り除くことも、コンディショニングの目的の一つとなります。整形外科学に精通したドクターがまずは体を診断して、体の機能を高めるために必要なプランと、目標を設定します。その上で、トレーナーの指導のもと、必要な運動を行っていきます。

いわゆる「筋トレ」と呼ばれるようなトレーニングだけでなく、過緊張状態になっている筋肉をほぐすストレッチや、そのために必要な骨格調整も組み合わせていきます。

リハビリとメディカルコンディショニングの違い

メディカルコンディショニング＝年相応ではなく、ピークにまで戻すのが目標

ケガや事故で体の機能が低下してしまった時に、元に戻すために行うのが「リハビリテーション」です。整形外科では一般的に行われている治療で、健康保険の適用もあります。「メディカルコンディショニング」も、体の機能を取り戻すために行いますが、リハビリとは全くの別物です。何が違うのかというと、目指すゴールが異なるのです。

リハビリは、一時的に低下した機能を、日常生活が送れるレベルにまで戻すことが目標です。だから、厳密に言えば「元通りに戻す」レベルには至らないこともあります。歳をとってから骨折するとガクッと体力が落ちる、という話を聞いたことがありませんか？加齢によって体力が落ちている人がケガをすると、治癒に時間がかかる上に、その部分が治るまでの間、体が動かせず運動不足になって

しまうので、ますます体力が落ち、体の機能も低下してしまいがちです。高齢でかなり骨が弱くなっている人だと、１か所が骨折することによって他の部分に負担がかかり、連続して骨折する〝ドミノ骨折〟が起こることもあります。

せっかくリハビリを頑張ったのに、その1年後には杖が必要になってしまった…という経過も、加齢が進む年代では、あり得ないことではないのです。

一方で、メディカルコンディショニングは、若い頃のピークに近い体を維持することを目標としています。加齢にともなって低下していく身体機能をなるべく食い止め、高いレベルで維持します。さらには、ケガや事故によって身体機能がガクッと落ちてしまった際も、ただ単に年相応の体に戻すのではなく、若い頃のような元気な体を取り戻すことが目標です。

現状維持のメンテナンスや、ただ単に加齢を食い止めるだけのアンチエイジングに留まらず、もっと積極的に若さを目指す「リバースエイジング」。それが、メディカルコンディショニングの目指すところです。

リハビリと
メディカルコンディショニングの違い

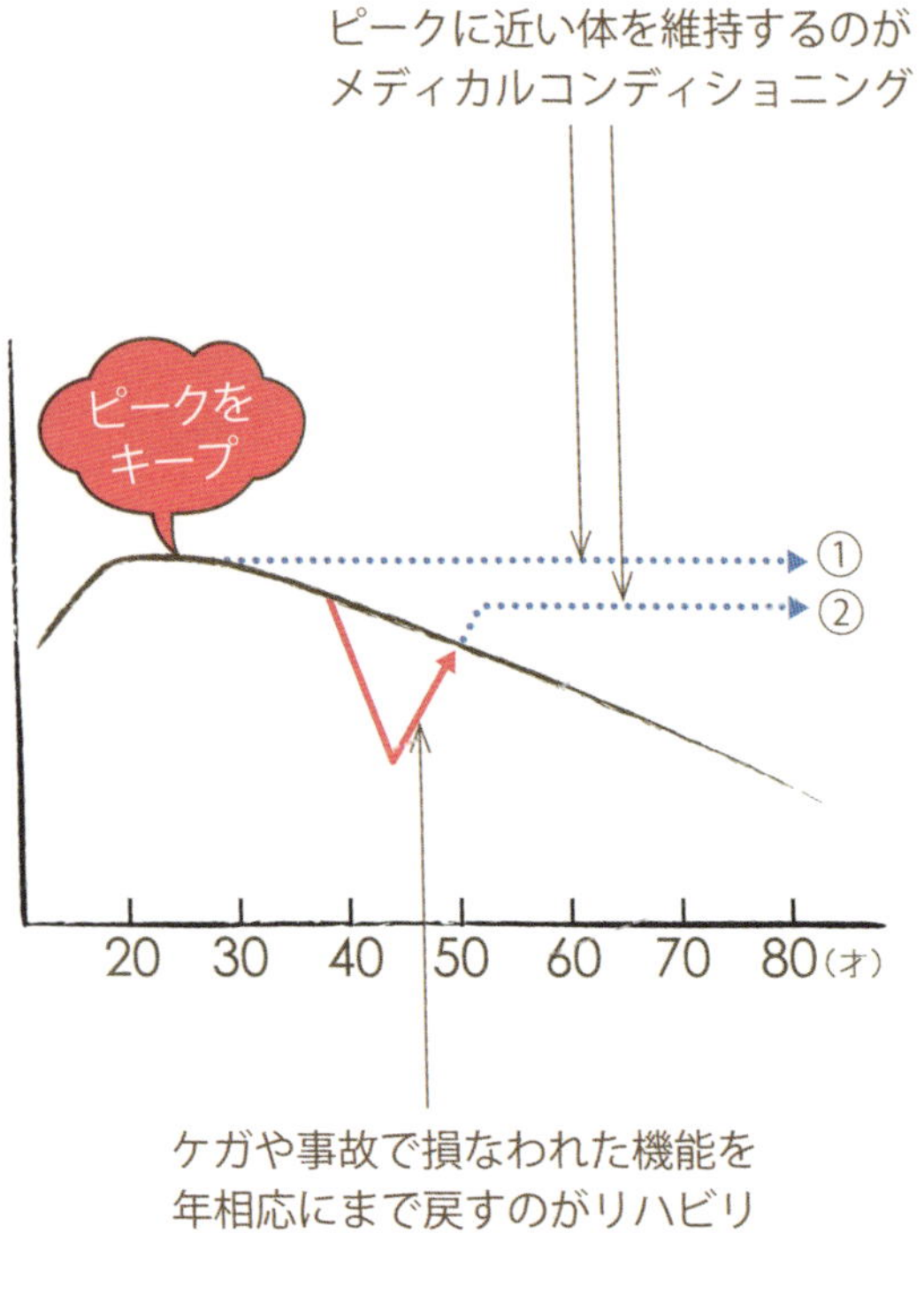

メディカルコンディショニングは、ピークになるべく近い状態を維持し続けるのが目標。①のように、体力を高い状態でキープし続けるだけでなく、②のように、一度落ちてしまった状態からも、再び高めて戻すことが可能です。

目指すは健康美。40年後も、50年後も笑顔でいられる人生を

治療をした後の状態を「予後」といいますが、整形外科は、「予後」を長いスパンで考える科です。大げさでなく、整形外科医は患者さんの一生を考えて治療方針を立てます。

例えば、膝の関節がすり切れて歩くのが困難な60代の患者さんがいるとします。関節の機能を即座に１００％取り戻すためには、人工関節を入れる手術が手っ取り早いでしょう。けれども、現在の人工関節の耐用年数は20年といわれています。つまり80代になったときに再び手術が必要となります。その時に、患者さんの体が問題なければ良いのですが、年齢的にほかの疾患などで手術が難しくなるリスクも大いにあります。だから、もし他の術式を選択できる状況ならば、よりリスクの低い方を選びます。その選択肢の一つに「骨切り術」といって、脚の骨を斜めに削ることで、関節が傷んでいる部分に体重がかからないように矯正する手術があります。関節そのものを元通りに治すわけではありませんが、痛みが取れて

歩けるようになります。予後が良ければ再手術は不要ですし、いずれ人工関節を入れるとしても、人生に一度で済む、というところまで考えるのです。

「メディカルコンディショニング」も、そういった考えの延長線にあります。目指すのは、健康な体で一生を過ごすこと。

だから私は、インスタントな方法には賛成しません。「たった10日でこれだけ変わる」といった過激なものや、短期集中メソッドは、いくら一時的に効果があっても、長続きしないからです。不健康なダイエットで一時的に体重を落としてすぐにリバウンドしてしまう人は多いですが、実はこの不健康なダイエットは筋肉量が減ったり骨の密度が低下したりと、体の中で加齢が進んでしまいます。

人生は長いのです。一瞬の喜びのために頑張るのではなく、一生ずっと笑顔で過ごせるような健康美が、目指すべきところです。

「見た目」も「動き目」も。スペシャリストが揃う理想のクリニック

健康美を手に入れて、前向きな気分で人生を楽しんで欲しい。それは私の一番の想いです。

けれど、人にはそれぞれ、そのときどきの悩みというものがあります。「年齢とともにたるみが気になってきた」という見た目の問題かもしれませんし「腰の痛みを今すぐ取りたい」といった切羽詰まった症状のこともあるでしょう。また、「昔から気になっていたO脚を、今こそ直したい」と積年のコンプレックスを解消したくなるタイミングも人生にはあります。

入り口はどこでもいいと思うのです。気になる悩みを解消したいと思い立ったときに、相談できるプロフェッショナルが集う場所を、私は提供したいのです。

そして、悩みに対して具体的な解決策を実践していくときには、「心」が重要なポイントとなります。心と体はつながっています。体を治そう、良くしようと

思うときに、前向きな気分で取り組む方が、モチベーションが上がってうまくいきます。ドクターの言いつけだから、と強制される気分で嫌々行うのではなく、自分が良くなっていくのが楽しくて仕方がなくて、自らもっと頑張りたくなる…。そんな気持ちになりたいときに「美」は大きな味方となってくれます。美しくなって自信がつくことで、健康な人生を楽しみたいという意欲が、さらに湧いてくるからです。

プロの指導のもと、安全で効果的にそれを叶えられる。

心身をパーツや機能別に細分化して診る従来の西洋医学ではできなかった包括的なリバースエイジングを、「光伸メディカルクリニック」では可能にします。今まで日本にはなかった、医療の新しい形です。

当院は、4つの部門で構成されています。

体を診る、「整形外科」。一般的な整形外科治療とリハビリテーションを行っています。さらには、トレーニングやストレッチ機器が揃う「メディカルコンディショニング」。パーソナルトレーナーによるコンディショニングが受けられます。

そして、美容の治療を行う「美容皮膚科」では、ヒアルロン酸注入やボトックス注射などのメスを使わないリバースエイジング施術を行っています。もちろん、シミ改善薬の処方や美容点滴、レーザー照射などの美肌治療も行います。

さらには、エステティシャンによるトリートメントが受けられる、「メディカルエステ」。最新マシンとハンド施術により、肌やボディに目に見える効果を出していきます。

小さな悩みでも、気軽に相談できる。それをきっかけに、心と体が元気になって笑顔が増える。そんな人がひとりでも多くなる未来を願っています。

Column

異なるジャンルの専門家が集う理由

異なるジャンルのプロフェッショナルが揃うことで、悩みに対して、より適材適所のアプローチが可能になります。例えば近年、凝り固まった体をほぐすために「筋膜リリース」「筋膜ストレッチ」「筋膜はがし」といった、筋肉繊維を包む膜同士の癒着をゆるめる施術が流行っています。

当院でも「肩甲骨はがし」や全身をストレッチするハンド施術が効果を上げることが多くあります。しかし複数の筋膜同士が固く癒着している場合、整形外科の手法で、生理食塩水を注射して癒着している部分を浮かせたり、麻酔で一時的に痛みを取って癒着部位を動かす方が、安全に早く痛みの原因がとれる場合もあります。その原因が解決した後は、コンディショニングによって筋肉を動かし、正しい位置やバランスを体に記憶させます。

一つのアプローチだけでは時間のかかる症状も、異なるジャンルのプロが集い、その知識と経験によって、安全で効果的に改善していくことができるのです。

第4章

見た目治療

顔編　メスを使わない美容医療

目指すのは、喜怒哀楽の豊かな顔。自信が持て、積極的に人と会っておしゃべりしたくなる顔へ

もう少し鼻が高かったら、目が大きかったら、などと思うこともあるけれど、やっぱり自分の顔が好き。自分の見た目を肯定できて、堂々と外に出たり知人と会ったりできる。それが人として健康な状態だと思うのです。

でも、シワやたるみが気になって「もう私なんて…」と後ろ向きな気持ちになってしまうならば、美容医療が力になります。コンプレックスを解消するために、いくつかのアプローチを提案することができます。

私の治療ポリシーは、大きく二つあります。

一つは、喜怒哀楽のはっきりした、表情豊かな顔を目指すこと。

表情は、気持ちの若さと直結しています。気持ちが老け込んでしまうと、無邪気に笑ったり、思いきり驚いたりといった、顔を大きく動かす表情をあまりしなくなります。顔をあまり動かさないと、表情を作る筋肉が使われなくなってしまっ

て、ますます硬くこわばってしまいます。その一方で、まばたきをしたり、物を見るときに眉間に力を入れたり、といった動きは気持ちと関係なく日々繰り返すものなので、特定の部位のシワは深くなっていきます。さらに加齢と共に、口角が下がったり、目がしょんぼりした印象になるなど形態の変化も現れてきます。つまり、歳をとると一般的に、表情は乏しくなるのに、不機嫌そうな印象だけは強調された顔になるのです。だから私は、笑顔を増やすための治療を心がけています。氷のように整った動かない顔ではなく、周りのみんなが親しみやすさや好意を感じるような、表情美を手にいれてほしい、そう思っています。

もう一つのポリシーは、その人の未来を見据えた治療を行うこと。

美容医療にはさまざまなアプローチがあって、１回で劇的に見た目を若返らせることも技術的には可能です。でも、人の顔は生きていますから、歳月とともにまた変化していきます。そのときに後悔するリスクのある施術は、避けたいと思っています。10年後も20年後も、生きている限りずっと、自分の顔を好きでいてほしいからです。それに、40歳の時に目指す顔と、60歳の時になりたい顔とでは、本人としても理想のイメージが変わってくることでしょう。だから、メスで大きく皮膚を切り取ったり、顔の中に除去できない異物を入れるような施術を、私は行いません。そのときどきで微調整できる方が理想を叶えやすいですし、万が一、希望に添わなかった場合には元の顔に戻せるという保証も、大事なことだと思うのです。

以上のことから、私のクリニックでは、注射による注入治療、溶ける糸を皮下に挿入してリフトアップを狙うスレッド施術、レーザーや高周波などを照射する施術を、美容医療メニューの3本柱としています。

これらの施術は、メスを使わないことから「プチ整形」と呼ばれることもあります。でも、手法は〝プチ〟でも効果は本格的に、が私の考え。患者さんが抱いているコンプレックスは、納得できるレベルで確実に解消したいと思います。そのためには、ドクターの技術力が欠かせません。施術のときには、元々の肌に与えるダメージが最小限になるよう、麻酔の使い方や針を挿入する場所にも、工夫を凝らしています。

また、患者さんに満足いただくことを第一に考え、当院ではヒアルロン酸注入とボトックス注射については「微調整」システムを導入しています。

ヒアルロン酸の吸収される量や、ボトックスの効き方には個人差がありますので、人によって注入する適正量も変わってきます。

そこで患者さんには一度施術した後、2週間を目安に必ず再来院していただき、必要に応じて追加注入する微調整を行っています。

（2度目の微調整を含めて1回分の料金としています）

見た目アプローチその1

くせジワや、加齢下がり、エラ張りの悩みに「ボトックス注射」（ボツリヌストキシン）

ボトックス注射とは、筋肉の動きを抑制する薬剤を注射して、シワを浅くしたり、表情のくせを取る施術です。

注入する薬剤は「ボツリヌス菌」という菌からつくられる毒素（ボツリヌストキシン）を希釈したものを使用します。ボツリヌストキシンは激しい食中毒を引き起こす毒素の一つですが、筋肉に注射した場合は、筋肉を動かす神経の伝達をブロックして、筋肉をゆるませる働きがあるのです。元々は、顔面のけいれんや、目元がピクピクしてしまう病気を治すために用いられた治療で、２００９年には日本の厚生労働省に認可されています。また、汗を出す神経伝達をブロックする働きもあることから、多汗症の治療にも用いられます。

ボツリヌストキシンの製剤は各国の製薬メーカーで作られていますが、当院ではアラガン社の「ボトックスビスタ」を使用しています。

※ボトックス、ボトックスビスタは米国アラガン社の商標登録です。

ボトックス注射でできること【1】

額・眉間・目尻のシワ。深く刻まれたくせジワを取る

いわゆる「3大くせジワ」といわれる、額、眉間、目尻のくせジワ。毎日繰り返される表情によって深く刻まれてしまったシワには、ボトックス治療がとても有効です。

シワを作る筋肉にボトックスを注射することで、その部分の動きを止めます。薬が効いている間、その部分は力を入れてもシワが寄りにくくなります。見た目にシワが消えるのはもちろんのこと、今までシワが寄るたびに強い圧がかかっていた肌へのダメージがなくなるので、将来のシワ予防にもつながります。

とはいえ、表情の動きをすべて止めてしまったら、能面のような顔になってしまいます。いくら肌がつるんとキレイになっても、喜怒哀楽の表情が乏しい顔は、魅力的ではありません。考えてみてください。子どもの顔にだって、シワは寄るものです。笑ったときには笑いジワができて、怒ったときには左右の眉が寄る。

それが自然な顔です。

だから私は、表情を抑えすぎないよう注意しています。目指すのは、笑ったりしかめたりして表情を作ったときにはちゃんとシワが寄るけれど、その後すました顔に戻したときにも残ってしまうようなくせジワはなくす、というレベル。具体的には、注入する量、位置、打ち方などを調整して、筋肉の動きを完全に抑えてしまう一歩手前のところで止める、というテクニックを使います。

表情くせジワ、３大ポイント

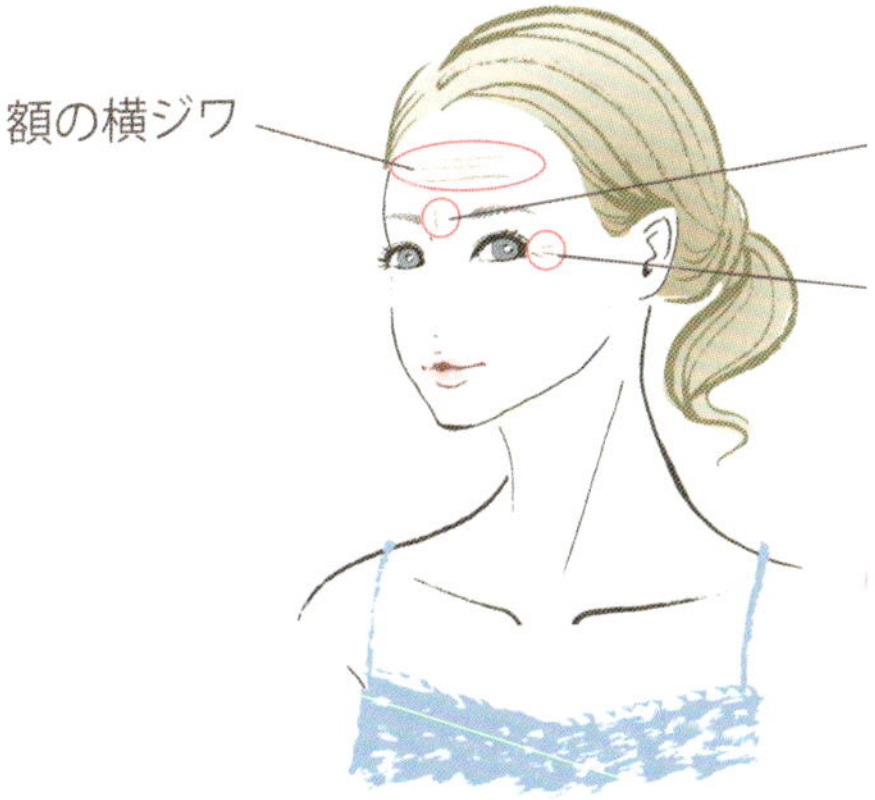

取るべきシワはくせジワ。

表情くせは取りつつ喜怒哀楽は残すのが、
ボトックス治療の奥義

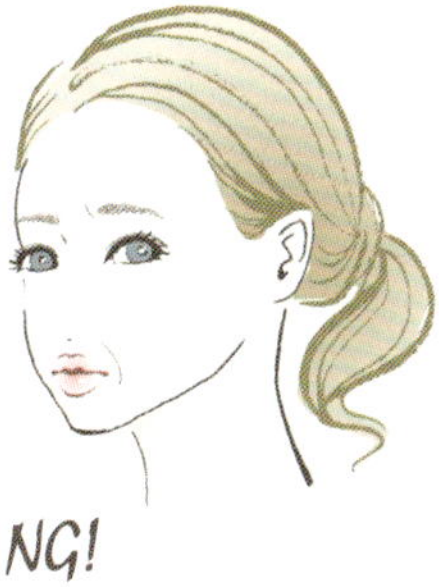

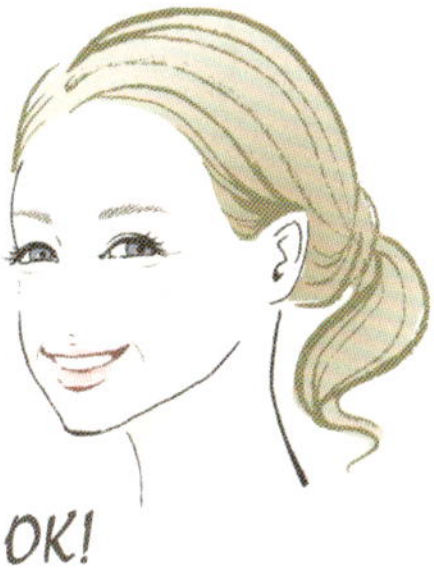

もう少し専門的な話をすると、表情を作る筋肉には、厚みがあります。そこで、筋肉の表層のみにボトックスを打つと、その浅い部分の動きだけが抑制されるのです。

だから、すました顔のような筋肉が静止している時や、軽い微笑みのようにほんの少しだけ動く時にはシワがつくられず、大笑いした顔や驚いた顔のような筋肉全体が強く収縮する時には、深い層が動くため表情がつくられる、というわけです。

目の周りをドーナツのように取り囲む「眼輪筋《がんりんきん》」は、1日約2万回動くといわれています。そのうち、クシャッと収縮して5千回くらいシワになるとしたら、表層の動きをボトックスで抑えることで、その半分くらいに減らすというイメージです。

私は、顔においても「動き」がとても大切だと思っています。大人の顔を魅力的に見せるのは、顔の造形よりも、表情の豊かさ。加齢によるクセは消しても、若い頃から、持っているその人の表情は消したくありません。

ボトックス注射でできること【2】

目尻の低下、口角下がり、八の字眉…加齢による表情下がりを補正

写真を撮った時に、楽しく笑っているはずなのに口角が上がっていない、と気づくことがあります。また、眉尻が下がり気味で八の字眉になることで、表情に老け感が出てしまうというお悩みもあります。

これらは、加齢によって表情を作る筋肉のバランスが変化してしまうことが原因です。表情筋には、顔を上方向に引き上げるものと、下へと引き下げるものがあります。そこで、下げる筋肉の動きをボトックスで弱めることで、筋肉のバランスを若い頃のように近づけていくのです。

この施術は、とても繊細です。施術後に鏡で自分の顔を見ても、どこに効いているのかわからないくらい。でも、他人に与える効果は絶大です。

というのも、人は他人の印象を評価するとき、第一印象だけではなく、話して

いる時間すべての印象をトータルで評価します。1時間のうち、5回しか笑わないと「ムスッとした人」という評価になりますが、話すたびキュッと口角が上がれば「ニコニコした親しみやすい人」という印象になります。

ちなみに、施術例が多いのは「口角を上げる」、「ハの字眉を若い頃のような弓形眉に補正する」、「目尻の下がりを抑えてリフトアップさせる」などの表情補正です。

例えば、口角を下げる「口角下制筋《こうかくかせいきん》」の動きを弱めると、それほど笑っていないニュートラルな状態でも、口角が上がった印象になります。

また、ハの字眉の人は、眉間の力を弱めることで、眉尻が上がりやすくなります。同様に、目の下の目尻側にごく少量のボトックスを効かせると、目尻の下がりが少なくなり、笑ったときの表情がスッと切れ長の印象になります。

どちらも、表情を完全に止めてしまうのではなく、より魅力的な表情をつくり出すために行う治療です。

下げる筋肉を抑えて、上がる力を高める

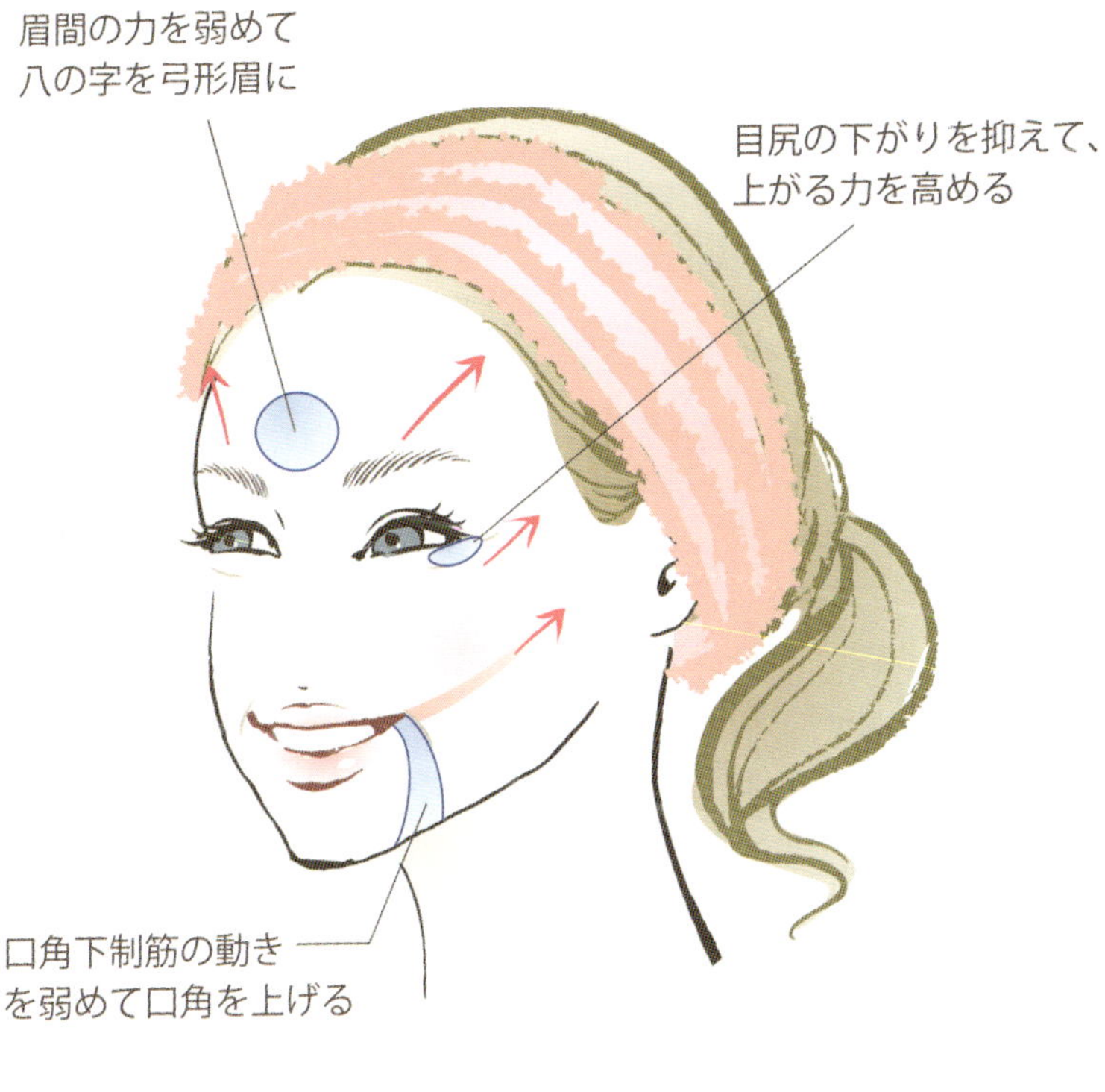
眉間の力を弱めて
八の字を弓形眉に
目尻の下がりを抑えて、
上がる力を高める
口角下制筋の動き
を弱めて口角を上げる

ボトックス注射でできること【3】

エラ張り、食いしばり、歯ぎしり…エラの筋肉肥大を解消

エラの筋肉が張っていて、顔がベース型に見えるのがお悩みの人に適した施術です。また、エラが張っているとその対比で頬のへこみが目立ちますので、加齢によって頬のこけ感が気になり出した人にも適しています。えらの部分の筋肉にボトックスを注射して、肥大した筋肉を細くします。

頬骨下のくぼみあたりに手をあてて、咀嚼《そしゃく》するようにカクカクとあごを動かしてみてください。このときに動くのが「咬筋《こうきん》」という筋肉。その名の通り、咬むときに使う筋肉で、顔にあるほかの筋肉（表情筋）とは違う性質をもちます。

顔の表情を作る「表情筋」は、とても薄い筋肉です。一方で、咬筋《こうきん》は上あごの骨と下あごの骨をつなぐように走る筋肉。骨でしっかり固定されているので、体

の筋肉と同じように、使えば使うほど鍛えられて太くなっていく、という性質をもっています。

食いしばるクセがあったり、夜中に歯ぎしりをしてしまう人は、この筋肉を1日中筋トレしているようなもの。顎関節症《がくかんせつしょう》や肩こりの原因にもなります。

ボトックスは、歯ぎしりや食いしばりで悩む患者さんに対してファーストチョイスとなる治療といえるでしょう。マウスピースで歯の削れを予防する治療などもありますが、咬筋《こうきん》そのものにアプローチする方が、根本的な解決ができます。

【ボトックス治療まとめ】

痛み：注射を打つ際の多少の痛みはあります。不安な方は表面麻酔をします。
施術時間：5分～30分程度
ダウンタイム：ほとんどありません。当日からメイクできます。
持続期間：個人差はありますが、3～4か月。キープするためには、1シーズン～半年ごとのメンテナンスをおすすめしています。

見た目アプローチその2

ハリやリフト感を0．01cc単位でコントロールできる「ヒアルロン酸注入」

ヒアルロン酸は、全身に存在する潤い成分です。水分を抱え込む性質があり、肌のぷるぷる感やハリをつくり出す働きがあります。

このヒアルロン酸を、肌の中に注射で入れるのが、「ヒアルロン酸注入」です。美容医療の中では比較的歴史の長い治療法で、日本でもすでに20年近く前から一部の美容クリニックで行われています。一般的には、加齢によってしぼんだ部分やシワのくぼみにヒアルロン酸を入れることで肌をふっくらとさせることが多いのですが、それ以外にも、肌を支える靭帯《じんたい》を持ち上げて肌をリフトアップさせたり、加齢によって変化した顔立ちを復元させたりと、さまざまな目的で使うことができます。また、注入用のヒアルロン酸原料は、アレルギーのリスクが少ないのもメリットです。

私は、15年以上にわたってヒアルロン酸治療を行っていますが、施術の回数を重ねるほど、これは革命的に素晴らしいものだと実感しています。

注入治療に使う成分にはいくつか種類がありますが、ヒアルロン酸ほど、思い通りにコントロールできて、しかも安全なものは他に無いのです。

まず、注入用のヒアルロン酸製剤にはたくさんの種類があって、しっかりと厚みを出したい部分には硬いものを、肌の表面などにごく少量入れたいときは柔らかいものを…と目的に合わせて使い分けることができます。肌に吸収されやすいもの、肌内でしっかりと形をキープするものと、性質にもバリエーションがあります。

しかも、細い針を使って0．01cc単位で入れる量を調整することができます。これは素晴らしいことで、例えば脂肪を注入する場合だと、脂肪細胞そのものが大きいので針の細さにも限度があり、ヒアルロン酸のように微細なコントロールは不可能なのです。

適切な場所に、適切な硬さのものを適切な量入れれば、思い通りの治療結果が得られる…それは逆にいうと、施術者の腕が試されるということでもあります。人の顔は、たった０.０１㏄の差で明らかに違いが出ます。美容ドクターとして、その微細さを正確に調整できる職人でありたいというのが、私の考えです。だからヒアルロン酸注入には、並々ならぬ思い入れがあります。

とはいえ、どんなに優れた手法にも〝絶対〟はありません。万が一のときは、注入したヒアルロン酸を分解する薬剤があるので、リセットをすることができます。今までに、他院で治療を受けたもののボコボコ感が気になるので直してほしいと相談にいらした患者さんが何人もいますが、みなさん問題なく修正できています。気に入らなければリセットできて、長い目で見てもリスクがない。その保証があることは、患者さんにとっても大きなメリットだと思います。

ヒアルロン酸注入でできること【1】

くぼみ補正、シワを埋める、しぼみ肌のハリUP。
ボリュームロスしている部分を補充して、ふっくらと整える

潤い成分であるヒアルロン酸を肌の中に補充することで、加齢によってボリュームを失った肌をふっくらとさせます。目の下や頬のくぼみを目立たなくしたり、ほうれい線をはじめとしたシワを埋めたり、やせた唇をボリュームアップさせたりすることができます。

美容医療にそこそこ詳しい方が「ヒアルロン酸注入」と聞いてまず思い浮かべるのは、このタイプの施術でしょう。そのぐらいポピュラーな治療です。

この治療で大切なことは、注入する場所の硬さや深さを見極めることです。というのも、肌は表情によって頻繁に動きます。元々の組織よりも硬いものを入れてしまうと、ボコボコと不自然な凹凸ができてしまいます。その逆に、ヒアルロ

ン酸が柔らかすぎると、押しつぶされてしまってハリＵＰ効果がうまく出ません。くぼんだ場所をふっくらと膨らませるには、ある程度の厚みや弾力が必要なのです。肌の中で四方八方から力を受けることを計算して、理想のラインに仕上がるようなデザインが必要となってきます。

自分で言うのはいささかおこがましいのですが、私は、美容医療を専門とするドクターの中でも、かなりヒアルロン酸治療に精通している自負があります。15年近くこの治療に携わっていて、すでに症例数も４０，０００件以上あります。

長い経験から編み出した、現状でベストだと思われる注入法の一つが「マルチレイヤーテクニック」です（テクニックは常に高みを目指して試行錯誤しているので、数年後にはもっといい手法に改良しているかもしれませんが）。

マルチレイヤーテクニックとは、その名の通り、種類の異なるヒアルロン酸を、注入する深さに応じて数層に分けて重ねて注入していくテクニックです。部位によっても、その人の肌によっても打ち方は変わりますが、わかりやすい例を挙げると、次のような重ね方になります。

まずは深い層に、非常に硬いヒアルロン酸を注入します。深い部分は、骨や筋肉など比較的硬い組織に囲まれているので、ある程度弾力のあるヒアルロン酸が適しているのです。次に、その上に重ねるようにして、中ぐらいの硬さのヒアルロン酸を加えていきます。表層に近い部位には、柔らかなヒアルロン酸をさらに加えます。周りの組織の硬さに合わせて、複数のヒアルロン酸を適切な量で重ねていくのです。


私が心を痛めているのは、「ヒアルロン酸は入れすぎると、顔がパンパンになってしまいますよね？」と不安に感じている方が世の中に多いことです。

たしかに、やみくもにたくさんの量を入れれば、パンパンに膨らんでしまいます。入れ方が間違っているのです。ヒアルロン酸は水を抱えこむ性質もあるため、適切な量ならばふっくらとしたハリになりますが、過剰だとむくんだような感じになってしまうという特性もあります。

光伸式ヒアルロン酸メソッド①

入れる深さ、その場所の弾力を見極めてマルチレイヤーテクニックで注入

　複数の硬さの異なるヒアルロン酸を、注入する深さに応じて重ねて使うことでより自然な理想のラインを表現するテクニック

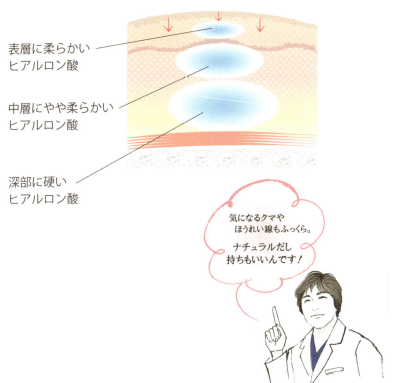

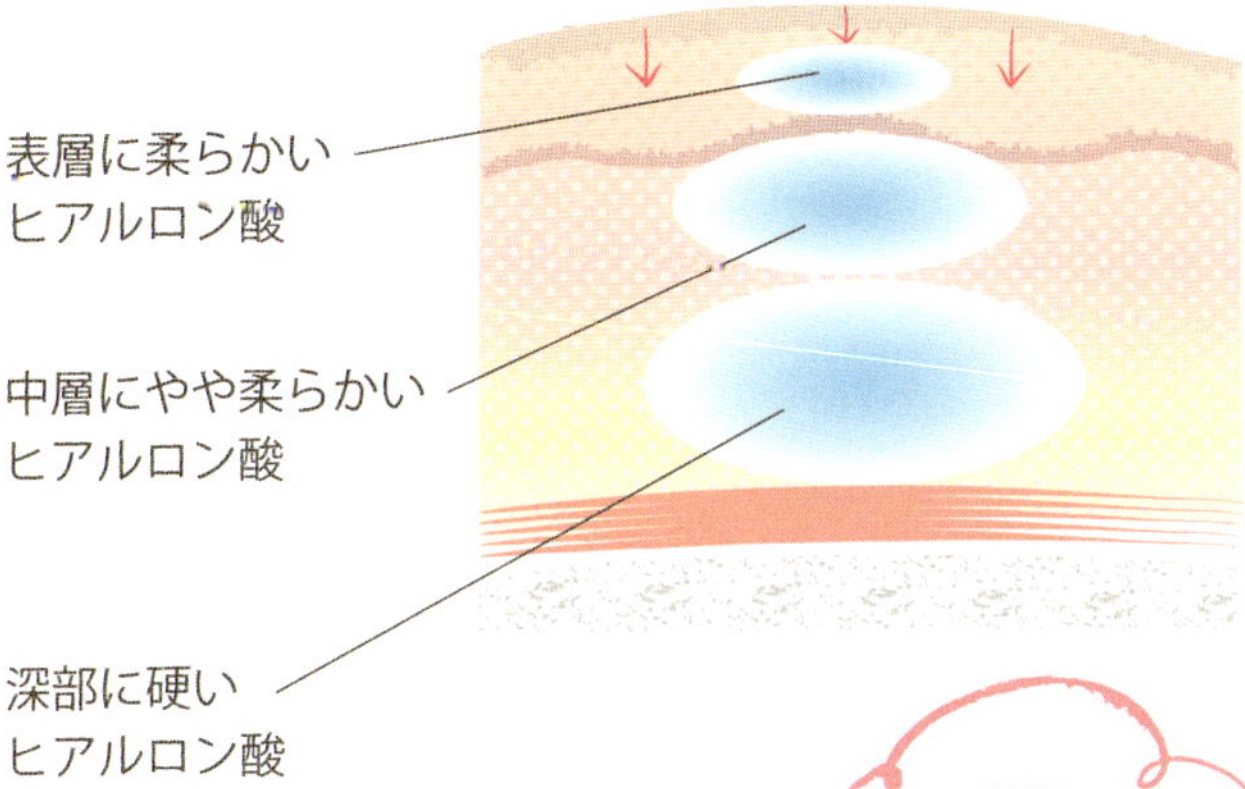

ゆるんだ靭帯《じんたい》を持ち上げて、たるみをひっぱり上げるリフトアップ

最近のヒアルロン酸治療のメインメニューといえるのが、リフトアップ施術です。「肌に何かを入れることで、顔を引き上げる」というメカニズムは、説明を受けないとわからないかもしれません。顔の解剖学的知識が必要となります。

例えば、眉上や頬骨《ほおぼね》、目の下などの部分では、骨にくっついた靭帯《じんたい》が肌を引き上げ、ハリを出しています。ところが、加齢とともに靭帯《じんたい》はゆるみます。伸びたお餅のようにびろーんとして、肌を引っぱり上げる力を失ってしまうのです。

そこで、靭帯《じんたい》の根元に、硬めのヒアルロン酸を入れます。そうすると靭帯《じんたい》が持ち上がって、再び肌を引き上げることができます。

いわば、衰えた靭帯《じんたい》の機能を補うために、ヒアルロン酸という補填剤を利用するイメージです。注入する量が少量ですむ割に、高いリフトアップ効果が狙えるので、患者さんの満足度もとても高い治療法です。

実は、この手法を日本人向けに確立した先駆者のひとりは、私です。以前美容クリニックに勤務していた時代に、アメリカのビバリーヒルズからドクターを招いて勉強会をする機会がありました。ビバリーヒルズは、世界でいちばん美容医療が進んでいるところです。その当時日本にはまだ存在しなかった「ヒアルロン酸リフト」も臨床で行われていて、すでにたくさんの症例がありました。

ところが、いざ日本人の顔に施術してみると、うまくいかないのです。西洋人と東洋人とでは、骨格も違えば、組織の性質にも違いがあります。最初はクリニックのスタッフや、モニターさんに協力いただいて試したのですが、3回に1回はうまくいかない、という感じでした。欧米人のドクターの施術は、ヒアルロン酸を使う量も多く、顔が大きく見えたり、頬骨《ほおぼね》の張った迫力のある顔つきになってしまったりと、日本人好みの仕上がりとは少し違ったのです。

そこから試行錯誤が始まり、ほそぼそと研究を続けました。だんだん上手くなってきて、どこに入れればどう仕上がるか、という正解も見えてきました。今では応用も広がり、かなりマニアックな領域になってきています。

私は、日本の医療関係者向けセミナーでテクニックを伝える講義をすることもあります。「せっかく先生が編み出したオリジナルなのに、ほかのドクターにも教えちゃうの？」と不思議がられることもあります。でも、私はヒアルロン酸の素晴らしさや可能性をよく知っているからこそ、もっと多くの人に知ってもらいたいという思いが強いのです。

光伸式ヒアルロン酸メソッド②

少ない注入量でリフトアップを叶える「ヒアルロン酸リフト」

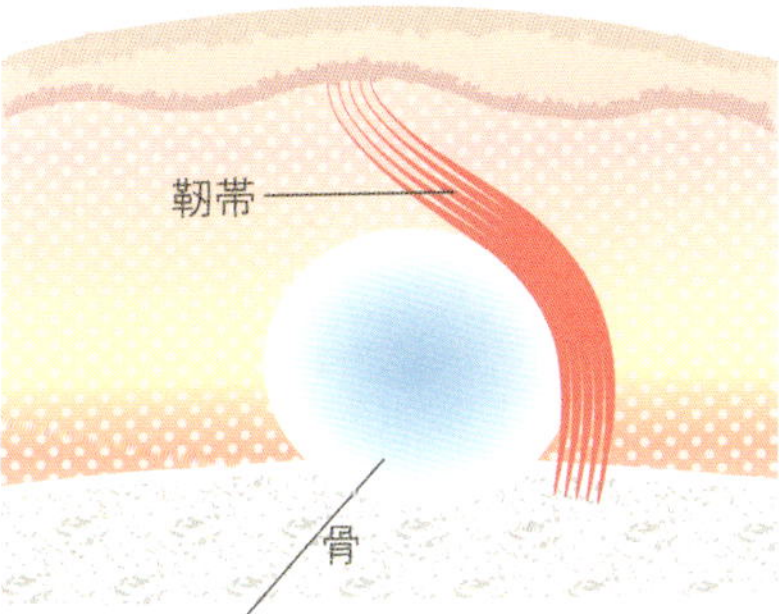

靭帯の根元にヒアルロン酸を入れて、靭帯を持ち上げる

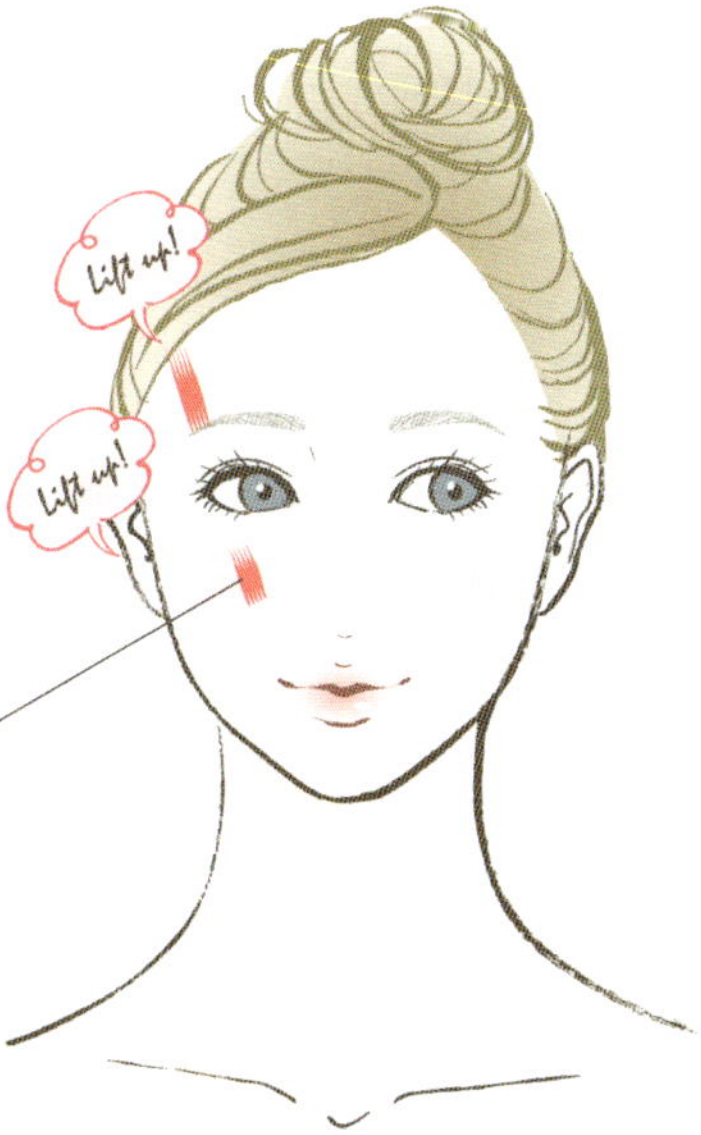

眉上や、頬骨の靭帯を持ち上げて、リフトアップ！

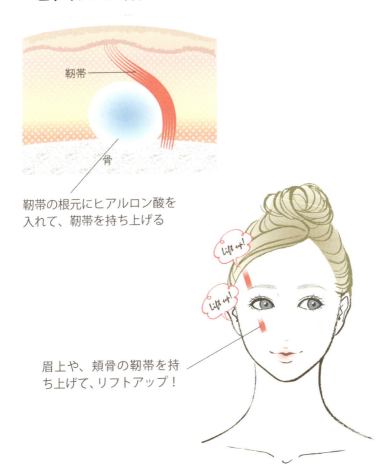

若々しい顔でいたいと願う人が今まで以上に増えるこれからの高齢化社会に、ヒアルロン酸注入はとても有益な治療だと感じています。患者さんにとって負担が少なく、安全性も高いというのは、非常に魅力的だと思うのです。今はまだ、施術を受けるのは美容意識の高い一部の人、というのが現実ですが、近い未来には、美容院で白髪染めをしたり、化粧品カウンターでエイジングケア美容液を買うのと同じような感覚で、顔のメンテナンスを受ける時代になるのでは、と予測しています。

ヒアルロン酸注入でできること【3】

骨格矯正
加齢によって変化する骨格を、若い頃に近づける

肌だけではなく、骨も加齢によって変化していきます。

一番わかりやすいのは、目の周りです。目からこめかみや頬に向かうカーブは、若いうちはなめらかでふっくらとしています。しかし加齢と共に目の周りにある骨は痩せてエッジが鋭くなり、ガクッと途中で角度が変わるような、角張った輪郭に変わってきてしまうのです。鼻も同様で、年齢とともに小鼻が広がり、ペシャッとつぶれたような印象に変わってきます。

そこで、痩せてしまった骨を元に戻すように、骨のエッジにヒアルロン酸を入れていきます。土台となる骨が若い頃と同じになれば、当然その上にある筋肉も若いときの位置に戻ります。

もちろん、骨が加齢するときは、上の肌にも変化が現れていることが多いため肌のケアをするだけでも、ある程度の見た目改善はできます。けれど、より根本的に土台からアプローチするのが、この施術の目的です。

ヒアルロン酸注入でできること【4】

涙袋形成、鼻を高くする、あごをシャープに…理想の顔へと造形

先に紹介した1〜3の治療とは、少し発想の異なるヒアルロン酸注入術です。

こちらは、若返りのためというよりは、顔の形を変えるために、ヒアルロン酸を利用します。元々は、鼻を高くする整形手術に踏み切る前に、ヒアルロン酸を入れてシミュレーションをして理想の形や高さを見極めるために生まれた施術です。「でも、ヒアルロン酸だけでここまでできて、1年近く持続するなら、メスで手術をするよりもいい」という人も増えて、今では美容クリニックで一般的に行われるメニューとなっています。

こちらは、硬いだけではなく、溶けにくいタイプのヒアルロン酸を使用します。ヒアルロン酸の分子同士が強固に結びついていて、立体的な形をキープするのに適しています。

あごをシャープに尖らせることもできるので、加齢によって輪郭が丸い印象になってきたのが悩みの患者さんに大人気です。

【ヒアルロン酸治療まとめ】

痛み：注射を打つ際に多少の痛みはあります。不安な方は表面麻酔をします。
施術時間：10分～1時間程度
ダウンタイム：ほとんどありません。当日からメイクできます。
持続期間：ヒアルロン酸の種類によって体内に吸収される速度が異なりますが、一般的に、数か月～1年くらい持続します。1シーズンごとにメンテナンスをすれば、完全になくなってしまう前に吸収された分を補うことができるので、仕上がりを持続させたり、より理想に近いイメージに調整しやすくなります。

見た目アプローチその3

溶ける糸を入れて、たるみを引き上げる「スレッドリフト」

スレッド（糸）リフトとは、肌の中に糸を入れて引っ張り上げることで、たるみを引き上げる施術です。糸の種類にも、挿入の仕方にもいろいろな方法がありますが、私が採用しているのは、四方八方にトゲのついた糸を、細い注射器（医療用カニューレ）で肌の中に入れる方法です。糸は、溶ける素材でできていて、8か月から1年くらいで肌に吸収されていきます。

もう少し具体的に説明すると、先端に糸を通した注射針つきの筒を、耳の上あたりの生え際から刺して、肌の中に入れていきます。そのとき、反対側の手で顔を引き上げて、リフトアップした状態の肌に糸が入っていくようにします。糸が

ダメージが少なく
リフトアップ効果の高いスレッドリフト

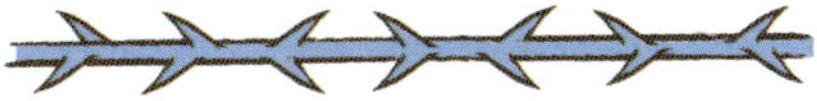

四方八方にトゲのついた溶ける糸を使用。

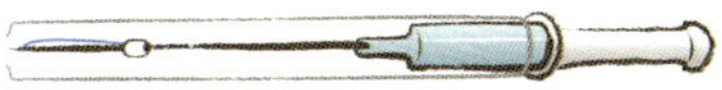

糸は注射針に通されて、細い筒に入っています。

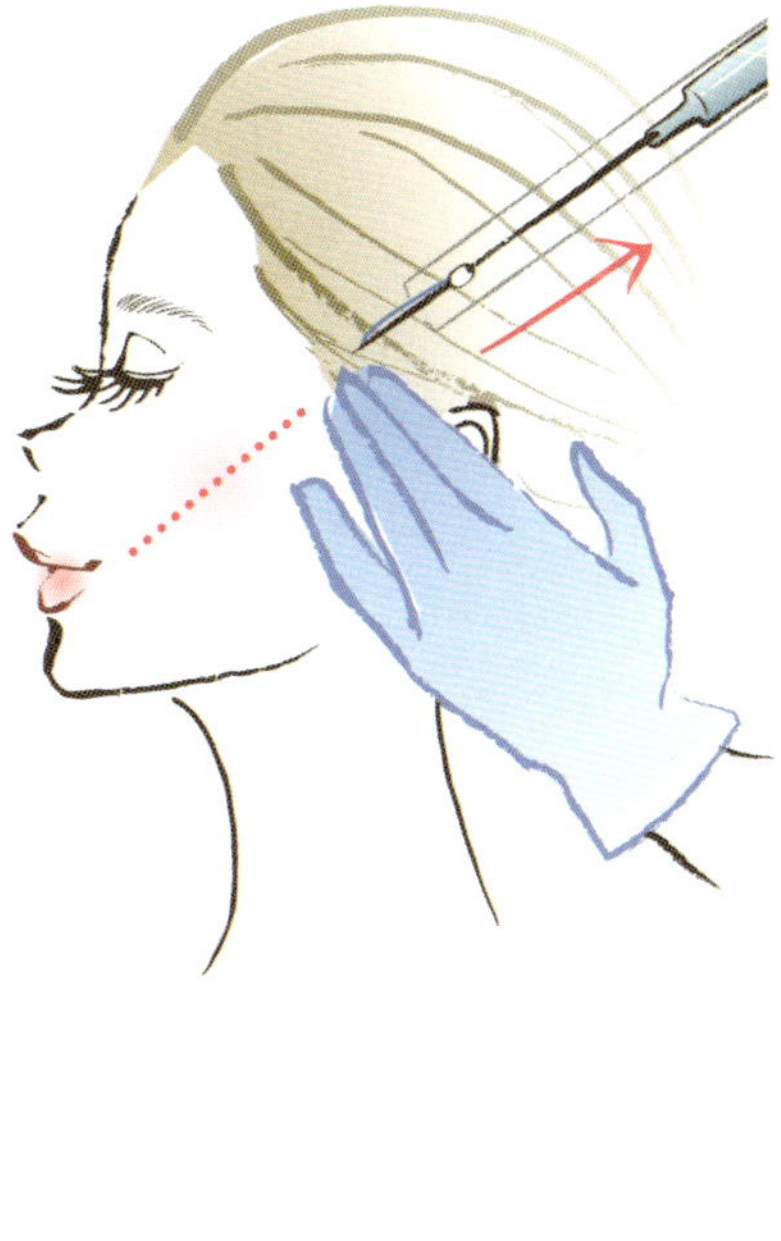

引き上げた形状を記憶させるように糸を入れていきます。

すべて肌に入りきったら、外側の筒と針を、刺した穴からシュッと抜き取ります。だから、糸を1本入れるのに、肌に空ける穴は1つだけで済みます。しかも、髪の毛に隠れる部位なので、刺した穴の跡はほとんど気になりません。

1回の施術で、顔の片側に5本くらいを目安に入れていきますが、リフトアップ効果は、糸1本で1ミリ、というイメージです。初回はおよそ両頬で10本入れることを目安としています。ほうれい線のたるみや、フェイスラインのもたつき、頬の下垂感に、1回で効果を感じられます。

このスレッドの良い点は、四方八方についたトゲが肌に引っかかるので、持ち上げた状態の肌に入れれば、その瞬間に肌を理想の位置に固定してくれるところです。しかも、肌に対して、糸の端から端まで満遍《まんべん》なく力が作用するので、引きつれたり、糸が途中で切れてしまったりというリスクが少ないのです（ちなみに、ストレートな糸を入れ、両端を支点にして引き上げる手法もあるのですが、それだと糸が切れた途端、効果が失われてしまいます）。もちろん、溶ける糸なので徐々に糸は細くなり、表情の動きによって糸は切れていきますが、糸が切れても、トゲが残っている部分はそのままリフトアップ効果が続きます。

実は、この優秀な糸が登場するまで、私は手作りでスレッド用の糸を作成していました。スレッドリフトが出始めた当初は、理想に叶う糸が世の中になかったのです。

最初に出て来たのは、「溶けない」素材で作られた糸でした。効果は約1年、肌の中で切れることもある、でも一度入れたら取り出すことは困難だというのです。１年しかもたないのならば、２年後、３年後はどうするのでしょう？　そうしたら何度でも重ねて糸を入れていくということでしたが、10年、20年と糸を追加し続けたら、肌がおかしくなってしまうでしょう。そんなリスクの高いことを、患者さんに勧めることはできません。患者さんには、その場限りのまやかしの美容術ではなく、20年後も30年後も自分を好きでいるために美容医療を利用してほしい、というのが私のテーマなのです。

そこで、手術に用いる吸収糸を用意して、その糸に1本ずつ細かく刃を入れていったのです。まずはカウンセリングで患者さんの顔を見て、「では○cmの糸と、○cmの糸を○本用意して、トゲはこのくらいの密度で入れていこう…」と決めます。次回の手術日までに、拡大鏡を使ってちまちまと糸にトゲを作成していく日々。とても地味な作業ですし、時間もかかりました。こんなバカなことをしているのは日本で自分くらいのものだろう、と思っていましたが、当時はリスクなくフェイスリフトを叶える方法が他になかったのです。

その後、医療メーカーからいくつかの種類の糸が登場しましたが、一長一短。なかなか手作りを超える糸はありませんでした。そんな中あるメーカーが今のスレッドリフト用の糸を作ってくれたおかげで、やっと手作りで目指していたレベルを、既製の糸で叶えることができるようになったのです。

針で皮下に糸を入れていく施術なので、通常は麻酔を使います。ただ、目覚めているときの自然な表情を見ながら施術を行いたいので、光伸メディカルクリニックでは、意識をなくしてしまうタイプの麻酔は避けています。

また、なるべく少ない糸の本数で効果的にリフトアップできれば、それに越したことはありません。そのため効果的な入れ方について今でも研究を続けています。初回は10本入れるのが目安ですが、その後は肌の様子に応じて、もっと少ない本数で済むことも多くあります。

【スレッドリフトまとめ】

痛み：局所麻酔を行います。
施術時間：30分～1時間程度
ダウンタイム：糸を入れた部分の穴が閉じるまで約1日（通常は髪が生えている部位から挿入するので、目立ちません）。3日から1週間くらいは、肌の中で突っ張るような違和感があります。
持続期間：糸が溶けて吸収されるまで約10か月～1年。糸が入っていた部位はコラーゲンと置き換わるので、その分の美肌効果もあります。

見た目アプローチその4

口周りのブルドック肉、あご下のたるみ肉を溶かす「脂肪溶解注射」

ほうれい線が、口角の下からあごの方（通称・マリオネットライン）までつながって、まるでブルドックの頬のように垂れ下がるタイプのたるみがあります。

脂肪溶解注射は、覆い被さっている部分の脂肪をピンポイントで溶かすことで、垂れ下がっているボリュームを減らすことができます。同様に、あごの下の余分な脂肪などをボリュームダウンすることも可能です。


脂肪を溶解する薬剤を注射すると、液状に溶けた脂肪が排出されるまで、2週間から1か月程度かかります。

注意したいのは、一度脂肪を無くしてしまうと、元に戻すのは難しいということです。だから、目覚ましい効果が欲しいからといって、急激に無くす治療は避けるべきです。何回かに分けて少量ずつ、慎重に行うのが鉄則です。

【脂肪溶解注射まとめ】

痛み：注射を打つ際に多少の痛みはあります。不安な方は表面麻酔をします。

施術時間：5分～30分程度

ダウンタイム：ほとんどありません。当日からメイクできます。

持続期間：溶けた脂肪が排出されるまでに、2週間から1か月程度かかります。

脂肪の量が多い人は、間隔を空けて数回繰り返し施術を行います。

見た目アプローチその5

細かいシワを改善する「ベビーコラーゲン注射」

ヒト由来のコラーゲンを、肌の真皮層に注入します。

真皮層は、元々水分を除いて70％がコラーゲンでできている組織なので、注入したものがとてもなじみやすいという特徴があります。例えるなら、コラーゲン美容液を注射で肌の中に入れるようなイメージです。細かいシワの改善に大変効果があります。

【ベビーコラーゲン注射まとめ】

痛み：注射を打つ際に多少の痛みはあります。不安な方は表面麻酔をします。

施術時間：５分～10分程度
ダウンタイム：ほとんどありません。当日からメイクできます。
持続期間：数か月～１年

見た目アプローチその６

医療と連携したメディカルエステプログラム「スマスアップ フェイシャル」

医療と連携したエステ施術メニューが揃うのも、光伸メディカルクリニックの大きな特徴です。

一般には「エステ＝癒し」「美容医療＝狙った効果を出す」という定義で分類されることが多いと思いますが、メディカルエステでは、医学的裏付けに基づいた最新マシンやハンド施術によって、確実な効果を出すことを目指します。

例えば一番人気のメニュー「スマスアップ フェイシャル」では、皮下の脂肪層にまで届くRF（高周波）と、さらに奥の筋肉層に届くDMAという電気刺激を照射するマシンで、首から顔全体をトリートメントします。皮下の複数の層にわたって、広い面積を一度にトリートメントできるのは、マシンならではのメリットです。「スマス」とは、顔の表情を作る筋肉すべてと連動している筋膜のこと。スマスアップはその名の通り、顔全体をキュッとリフトアップさせせます。

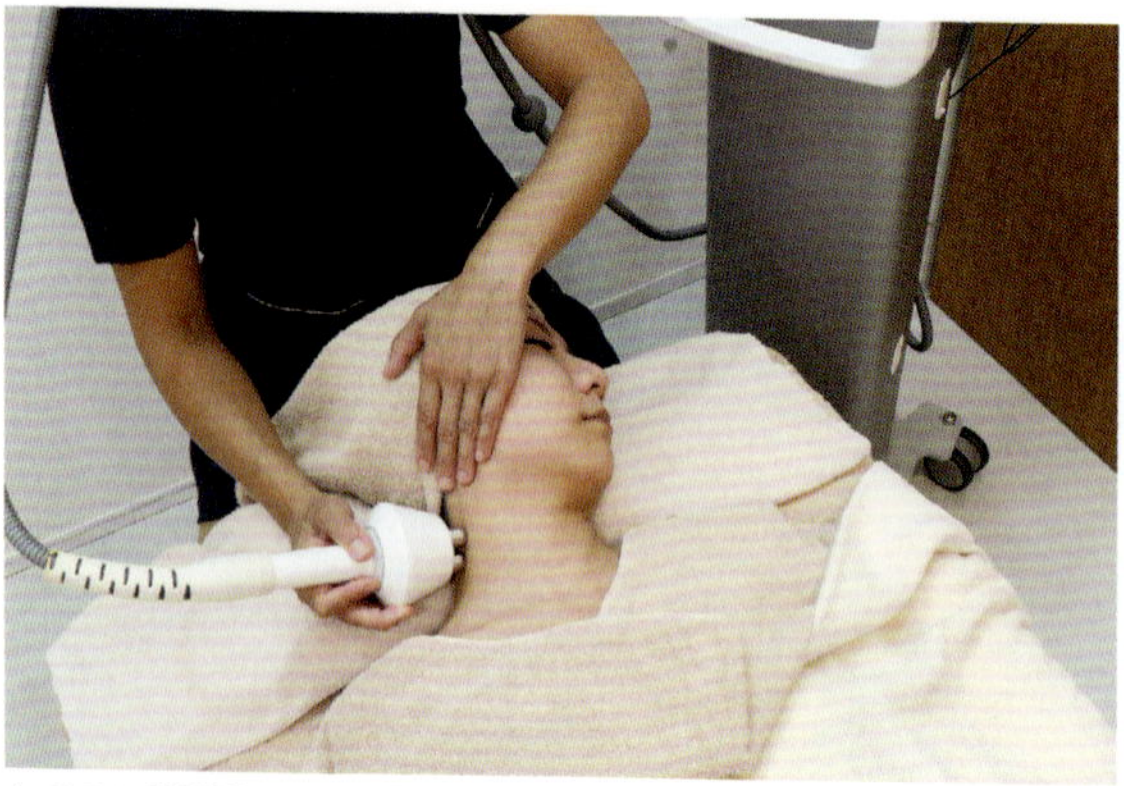
たるみに即効性のある「スマスアップ　フェイシャル」

「スマスアップ」は、高周波のRF（皮膚やその下の脂肪層を引き締める）と、局所電気刺激DMA（顔の筋膜・スマスを活性化する）の2つを同時に照射できるマシン。

顔だけでなく、首まで丁寧に照射していきます。リフトアップと同時に、コラーゲン生成も促します。

肌に熱を与えて引き締める効果があるので、シワやたるみだけではなく、むくみや毛穴の開き、くすみにも同時に効果があります。顔のシルエットとともに肌の質感も向上させたいという人や、クリニックでの美容施術を行った後に、効果を持続させたいという人に適しています。

また、注射を使った施術は怖いけれど、たるみに即効性のある施術をしたいという人にもおすすめです。

【スマスアップフェイシャルまとめ】

痛み：慣れれば気にならない程度の痛みがあります
施術時間：約90分（クレンジング、前後のハンド施術も含む）
ダウンタイム：なし。大事な写真撮影の前や、顔をすぐに引き締めたいときに◎。

第5章

動き目治療

体編　メディカルコンディショニング

動き目治療の大きな柱「メディカルコンディショニング」

体の健やかさは、「動き目」にあらわれます。どこかに不具合があったり、加齢によって身体機能が落ちてしまうと、それは動きの悪さに直結してしまいます。そこで、全身の骨と筋肉のバランスを整えることで、人が本来持っている身体機能をスムーズに発揮できる状態をつくり出すのが「メディカルコンディショニング」の目的です。

メディカルコンディショニングは、その人の今の状態に応じて、オーダーメイドでプログラムを立てていきます。

【疾患や、身体的な不調がある場合】

すでに体のどこかに痛みがある場合はもちろんですが、そうでなくても筋肉が固く縮んでいたり、関節が変形していたりしてヘルニアや関節痛などリスクの高い人が、自己流でトレーニングをするのは非常に危険です。

メディカルコンディショニングでは、まず症状を見極め、改善することを初期目標とします。関節の痛みや筋肉の不具合の多くは、姿勢の悪さやそれに伴う筋力バランスの崩れが影響しているので、正しい姿勢を保つためのコンディショニングが効果的です。今ある不調を取り除くだけではなく、将来起こる不具合を予防することができます。

体の一部に不具合のある時は、それをかばうために、体の他の部分に負荷がかかります。不具合を改善することで、全身のバランスが本来の機能的な状態に整います。

【加齢による体力低下や体型変化を改善したい場合】

骨と筋肉の状態を全身チェックします。姿勢はどうか、筋肉のつき方のバランスはどうか、頭の先からつま先まで確認して、ニュートラルなポジションを目指します。さらには、加齢によって落ちてしまった筋力の強化も同時に行います。

目的は全身すべてのバランスを整えることですが、まずは本人の改善したいポイントを優先して初期目標とします。それはウエストをもう少し細くしたい、ぽっこりお腹をなくしたい…など、多くは本人が気にしているところがあるからです。コンプレックス改善のためならやる気になりますし、その結果が出ることでますます綺麗になろうという意欲が湧いて、他の部分も頑張れます。

最終的には30代の頃のようなプロポーションが手に入れられ、体力まで高めることができます。

【プロポーションを整えたり、シェイプアップしたい場合】

胸の位置を高くしたい、ヒップを上げたい、脚を細くしたい…理想のプロポーションに近づけたいときも、骨と筋肉からボディラインを考えるのが近道です。

また、間違ったダイエットの繰り返しで痩せにくい体になってしまった人は、正しい体の取り扱いを見直す機会になります。ボディサイズを引き締めるだけでなく、一生太りにくい体質へと切り替えるターニングポイントとなります。

「メディカルコンディショニング」の流れ

メディカルコンディショニングで最初に行うことは、今の体の状態を知ることです。

カウンセリングで今抱えているお悩みや、どうなりたいかを患者さんから丁寧に伺ったうえで、全身の状態を整形外科学的に判断していきます。

骨の状態に不安を感じている人に対しては、レントゲンや血液検査によって、骨の形や質、新陳代謝の状態を計測します。骨の所見を診ることで、軟骨の傷みについてもわかります。

筋肉は、主に触診によって診ます。へこみや切れている場所の確認、筋肉の柔軟性や弾力などを診ていきます。多くの人は、筋肉の量が平均よりも多いのか少ないのかということを気にされますが、必ずしも全体量は判断基準になりません。スリムな人とスポーツ選手ではそもそも筋肉の量が違いますし、体重が軽い人なら筋肉も軽くていいのです。その人ならではのバランスがとれているかを重視します。

次に、姿勢はどうなのかを確認していきます。重心のバランス、背骨のアライメント（並びやカーブ具合）、肩甲骨の状態、骨盤の角度、脚の運びや、左右差などを一つ一つ確認していきます。

この時ただ単にドクターが把握するだけではなく、本人が自分の体を理解することが大切です。ですから、実際に歩いてもらって解説をしたり、レントゲン撮影した骨盤の写真を診ながら、どのくらい傾いているのかを目で確認してもらったりすることもあります。


その上で、必要なメニューを組み、目標設定をして、メディカルコンディショニングに入っていきます。

コンディショニングは、パーソナルトレーナーの一貫した指導のもとで行います。筋肉のバランスが崩れているときは、鍛えたいと思っても、その部分の筋肉が動かない状態になっていたり、固く縮んでしまっていることがあります。体の状態に応じてストレッチや骨格矯正などのケアも組み合わせながら、動ける体へ

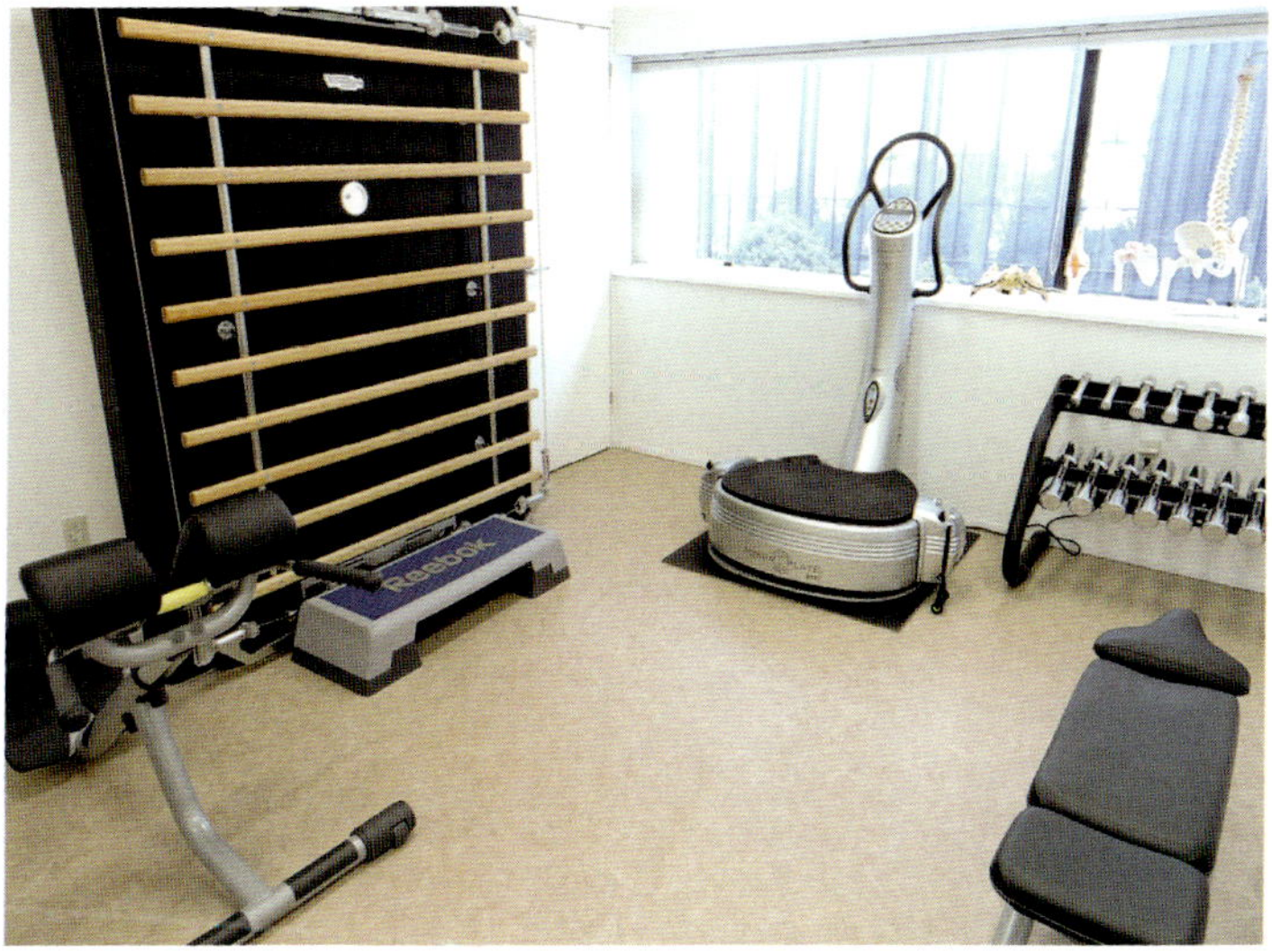

メディカルコンディショニングルーム

と変えていきます。

メディカルコンディショニングには、最初のうちは週に2回の頻度で通ってもらうのが理想です。筋肉はおおよそ3日で回復するので、そのサイクルに合わせてトレーニングをすると効果的なのです。

その後は、ドクターによるフォローアップを定期的に行います。目標に対してどのくらい改善しているかを専門家の目で判断します。また、必要に応じて目標設定の修正や、新たにトレーニングメニューを追加することもあります。

トレーニング指導はマンツーマンがいい

街のあちこちにジムがある時代。体を鍛えるのは近所のトレーニングジムで充分なのでは？　と思うかもしれません。確かに、自力でストイックにできる人も実際にはいます。でも、比率でいうと100人に1人ぐらいの割合でしょうか。学校でいうなら、2クラスに1人の優秀な人。かなり体のことを勉強しないといけませんし、続けるモチベーションも必要です。

ジムに行くと、マッチョに鍛えた人たちがたくさんいて、この中で過ごせば自分も変わっていけるはず、という気分にはなります。でも筋肉をただ増やすことと、バランスのよい〝動ける〟体を作ることとは、全く別物です。実際に、ボディビルダーで体の故障を抱えている人が多いという話もよく聞きます。

メディカルコンディショニングでは、その人のモチベーションも保たせながら、将来を通じてケガや故障の少ない、機能性の高い体を目指していきます。その結果、バランスが取れていて若々しいプロポーションが手に入ります。機能性の高い体を目指せば、おのずと美しい体になれるのです。そのためには、運動機能について専門的な知識が必要です。

スポーツ選手がひじの手術をして半年後に復帰した、といったニュースを見聞きすることがあります。彼らが半年間何をしていたかというと、トレーニングを行っているのです。ケガはすぐ治っても、機能を戻すには時間がかかります。ひじ一つ取っても、その機能回復のためには、実に多くの筋力バランスを考えながらトレーニングをしていく必要があります。スポーツ選手は、幼い頃から一日中練習に明け暮れて、その中でも優秀な成績を残してきた人たちです。体に関する知識もあります。そんなエリートでさえ、故障から回復を目指すときには、専門のトレーナーにモチベーションの維持も含めたアドバイスを聞きながら鍛えていくのです。

今までそれほどスポーツに縁のなかった人が、それを自力で行うのはなかなか難しいところがあると思います。特に、現状で体に何らかの不具合を感じている人は、細かく体のことをみて丁寧に指導してくれる、パーソナルトレーナーのもとで運動を始めることをおすすめします。

筋肉をつけるには、ときに鬼コーチが必要です

トレーニングの世界では「デビルの5回」という言葉があります。

例えばスクワットを15回行って、これ以上はもう無理、と思ったときに、悪魔のようなコーチが「あと1回、あと2回…」とカウントして、5回追加するのです。筋肉を増やすには、筋肉繊維を一度壊す必要があります。壊れたところが修復されるときに、新しくボリュームのある筋肉が生まれるのです。限界を超えて体を動かすことが、筋量アップにつながります。

この5回を自分で追い込める人はいいのですが、多くの人は、コーチにおだてられたり励まされたりすることで、モチベーションが保てます。

ただし、限界を超えるのが良いからといって、やりすぎは故障のもとです。また、筋肉は太くボリュームアップさせれば良いというものでもありません。筋肉

を太くするときは、筋肉を収縮させながら負荷をかけますが、トレーニングというのはそれだけでは成立しないものです。

例えば筋肉の伸展性をよくするにはストレッチが必要ですし、その他にも静止した状態で力を保つアイソメトリクスであったり、筋肉がゆるんで伸びて縮むという一連の動きをスムーズに行うためのトレーニングもあります。

数あるメソッドを、その人の今の状況に合わせて組み合わせることができる。それもプロのトレーナーのもとでコンディショニングを行うメリットです。

Column

現代人に必要なのはストレッチ。自宅でもできるバランス矯正術

一つの筋肉が縮めば、対になっている筋肉は伸びる。このように、筋肉は、連動して動いています。ところがデスクワークの多い現代人は、胸や前ももなど、体の前面の筋肉が固まってしまって動かない状態になっています。そうすると、対になっている肩や背中、腰の筋肉も緊張してしまいます。

痛みやコリが出やすいのは背面側なので、肩をもんだり、腰を伸ばしたりという対策をとる人が多いのではないでしょうか？

まず必要なのは、固まっている部分を伸ばすことです。胸や前ももを伸ばすストレッチを行ってみてください。肩や腰を揉むのはその後に。

マッサージで揉みほぐしてもらってもすぐに元に戻ってしまうという人も、ストレッチを習慣にすると、良い状態を保ちやすくなります。

固まりがちな体前面をストレッチしましょう

デスクワークをしている人は、ほぼ100％、胸や前ももの筋肉が固くなっています。

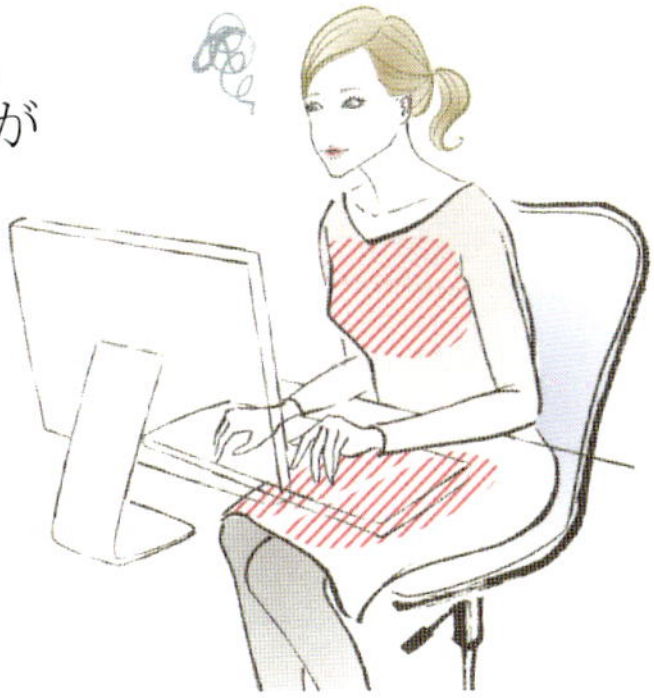

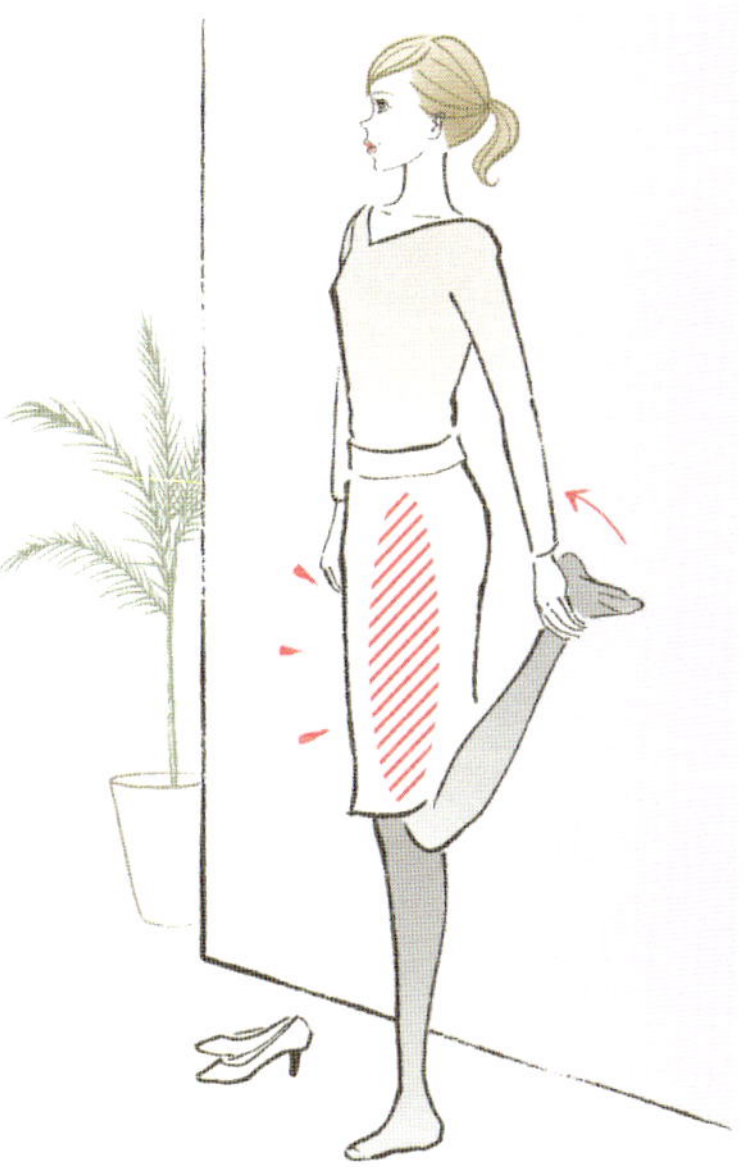

片脚を曲げて、足首を手でつかみます。かかとをお尻につけるように近づけると、前ももが伸びます。

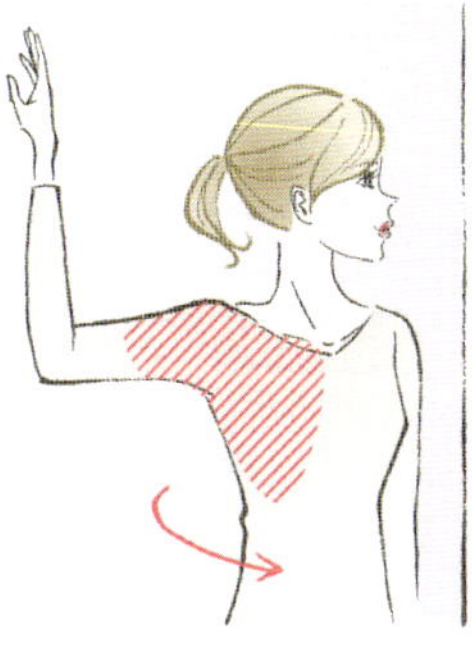

壁に手をついて、ひじを90度に曲げ、胸の前面を伸ばすように壁と逆側に体をねじります。

バストアップ、ウエストシェイプも自前の筋肉で叶います

胸を大きくしたくてクリニックに行くというと、一般的には豊胸バッグなどを入れる美容外科手術をイメージするのではないでしょうか。豊胸のニーズは高くて、多くの美容外科クリニックの定番メニューとなっています。

私の価値観でいうと、豊胸手術はファーストチョイスではありません。これからの人生でずっと続く健康美を手に入れて欲しい、という考えがあるからです。

理想の胸といっても千差万別で、なりたい形を手に入れるためには、やはり美容外科手術を行うのが手っ取り早い選択です。けれど胸はほぼ確実に加齢とともに下垂します。つまり、入れた瞬間は理想形でも、10年、20年経ったときにその形を保っている可能性は低いのです。ましてや、人工物であるがゆえに、不自然な形で下垂していくこともあります。また、豊胸バッグの耐用年数の問題もあります。

豊胸手術をしなくても、胸の筋肉を鍛えることで、ある程度胸をボリュームアップさせることは可能です。いわゆる〝細マッチョ〟と呼ばれる男性格闘家のボディを見ても、脂肪の少ない体の中で、胸に盛り上がりがあります。

ガリガリの体にＦカップ、といったような極端な胸は手に入らないかもしれませんが、自然に盛り上がった美しい胸は、自前でつくり出すことが出来ます。しかもその胸は、鍛えている限り一生垂れないのです。

また、プロポーションに関してもう一つ多いのが、ウエストのくびれをつくりたいというリクエストです。

おなかの前面は比較的簡単に引き締めることができるのですが、ウエストの横ラインを引き締めるのは、非常にキツい部類のトレーニングになります。骨盤を上下に動かすとか、８の字に回すといった動きによって鍛えるのですが、細かくて地味な動きなのです。バーベルやダンベルをガンガン持ち上げる、といった達成感のある運動ではないので、トレーナーがマンツーマンでついて声をかけながらでなければ、モチベーションを保つことが難しいのが現状です。特に、遺伝子のタイプでお腹に脂肪のつきやすい体質の人だと、ここを絞るのには努力が要ります。

ただし、プロにはプロのワザがあります。メディカルコンディショニングでは、お腹周りを鍛えるときには呼吸も組み合わせるのです。

わき腹を斜めに走る筋肉「腹斜筋《ふくしゃきん》」は、横隔膜とつながっています。横隔膜は、肺の動きと連動しています。大きく息を吸えば横隔膜が下方に伸び、腹斜筋《ふくしゃきん》を収縮させます。逆に息を吐けば横隔膜が引き上がり、腹斜筋《ふくしゃきん》を伸展させるのです。この動きを利用してタイミングを合わせて運動を行えば、筋肉の動く幅が広がり、効率よくトレーニングすることができるのです。

横隔膜はお腹の中にあって体（骨格）の動きとは一致しないので、筋肉であるということを知らない人も多いかもしれません。でも、実は体幹を鍛える際に、とても重要な役割を果たしてくれるのです。

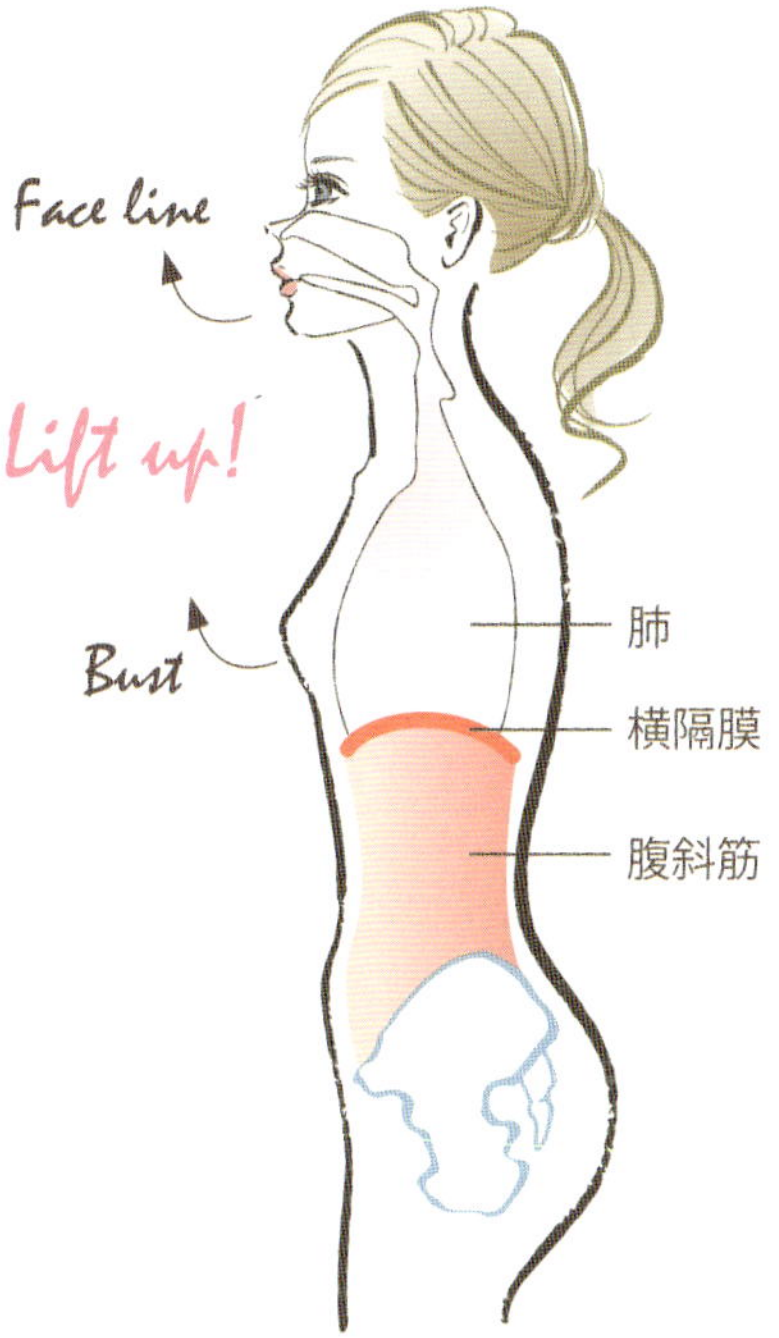

ウエストのくびれを作るには、呼吸が大事

ウエストラインを作る腹斜筋は横隔膜とつながっているので、呼吸によって横隔膜を動かしながらトレーニングすると、効率よく鍛えられる。

ボディシェイプとは少し話がずれますが、40代以降になると、骨盤の底の筋肉が弱まって尿漏れの症状が出てくる人も増えます。骨盤の底の筋肉も非常に鍛えにくい薄い筋肉ですが、実は横隔膜を使うことで、効率的に鍛えることができます。

まずは3か月後の変化を目指してスタートしましょう

メディカルコンディショニングの究極の目標は、健康寿命を伸ばすこと。動ける体で、充実した人生をずっと送ってほしいというのが願いです。

ただし、そんな先の目標をゴールにしても、なかなか続きません。患者さんとしたら「どのくらい続けたら効果が出るの？」というところが、一番知りたいところではないでしょうか。

体の状態によって人それぞれではありますが、まずは3か月続けてくださいというのが答えです。

トレーニングを始めて、クリニックに通うのがクセになるまでに最低1か月かかります。最初のうちは、慣れないことをするために体がつらい、キツイと感じるはずです。2か月目に入ると、体が慣れてきてラクになります。これなら続けられるかな、と少し自信がついてきます。そして3か月目に入ると結果が出てきて、自分でも実感できるようになり、周りからも「ヤセた？ 最近締まったよね」と気づかれるようになります。そうなると、楽しくなってもう少し続けようかな、という意欲も湧いてきます。

結果が出て楽しくなるまで、３か月かかります。そこまでは頑張ってください。

ちなみにメディカルコンディショニングにゴールはあるのでしょうか？

答えはイエスであり、ノーでもあります。

メディカルコンディショニングを続けていくと、体は正しい骨格の位置や筋肉の状態を記憶して、それを維持しようというモードになります。自分自身も快適に動いて疲れにくい体を心地よく感じるので、この体をキープしたいという気持ちになります。何かの都合で運動不足の日が続こうものなら、体がなまって気持ち悪いから早く体を動かしたい、と思うようになります。その域まで達すれば、プロのサポートは不要です。コンディショニングに通っているうちにトレーニングや体の調整方法についても知識がつきますから、理想の体を維持するために、自分で何をすればいいのかがわかってくるのです。

一方で、ノーでもあるというのは、人は欲張りな生き物だからです。体が健康的に若返ると、さらにもっと美しくなりたい、運動やレジャーを楽しめる体になりたい、という欲が湧いてきます。

健康面ではまったく問題がないけれど、もう少しヒップを高くしたいとか、脚をキレイな形にしたいとか、もしくはマラソンに挑戦できる体力をつけたいという方もいらっしゃいます。

さらには、同じ1時間でも充実感があるから、自分でトレーニングするよりもトレーナーの指導のもとで行いたいという方も多いのです。

医学的な観点でいうならば、痛みなど体に不具合があってコンディショニングを始めた方は、卒業をした後も、たまには来院していただけると安心です。

関節の変形をはじめとした疾患は、歳月とともに進行していきます。定期的にチェックを行い、必要に応じてコンディショニングを行っていくことは、進行を食い止める一番の予防策になります。

ハンド施術で全身をボディメイクするメディカルエステ「筋膜ストレッチデザイニング」

メディカルコンディショニングに通っている患者さんに人気の高いトリートメントメニューがあります。

患者さんの言葉を借りるなら、日々のコンディショニングが「ムチ」だとしたら、エステは「アメ」。エステティシャンによるうっとりするようなハンド施術を、トリートメントルームで行っています。

ただし、単なる心地よさを追求したリラックスメニューではありません。メディカルコンディショニングの一環として、医学的な裏付けのもと、プログラムを考案しています。

まずは、エステティシャンによる「揺らし」のテクニックで、筋肉の緊張をとります。その上で、関節を含めてパーツを動かすダイナミックなストレッチで、トレーニングをしているかのような外部刺激を筋肉に与えます。ベッドの上で寝ているだけで、メディカルコンディショニングで行っている体の調整ができてしまうのです。

その上で、美容成分の入ったマッサージ剤を使用して、ハンド施術を行っていきます。例えるなら、ボディラインを理想の形に彫刻するように、強めの力で流していきます。皮下組織や肌にアプローチできるため、その場でむくみが解消され、肌にもハリが出ます。

こちらは、即効性があるので、ボディのシルエットを今すぐ整えたい時に適しています。人前に立つ予定があるとか、シルエットにしなやかな丸みをもたせたいという方におすすめです。

もちろん、寝たままで受けられてとても心地がよいので、頑張っている日々のご褒美として月に1度受ける、といった取り入れ方をするのも良いと思います。

筋膜ストレッチデザイニングの流れ

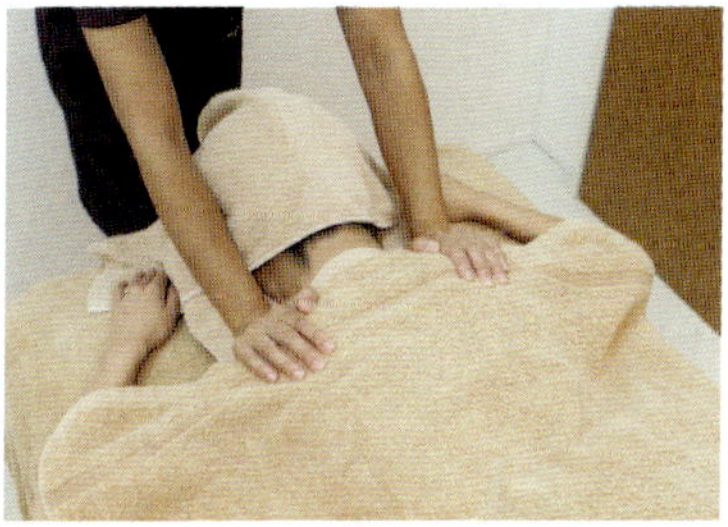

ハーモニック テクニック（ゆらし）

体全体を揺らすことで緊張をとり、血行を高めます。

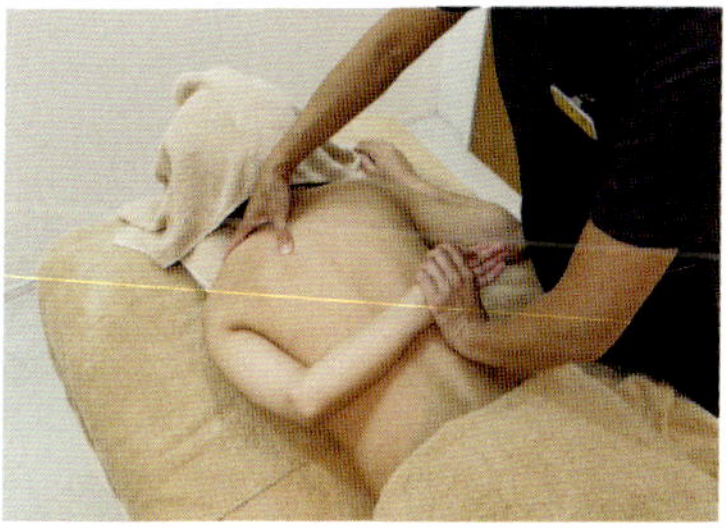

パッシブトレーニング（運動）

ダイナミックなストレッチで筋肉を正しい位置に戻しながら、トレーニングをしているかのような刺激を与えます。

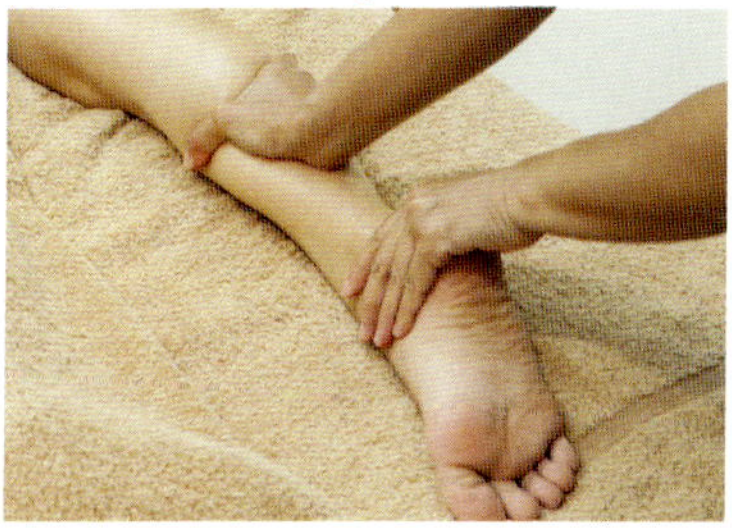

レリーフテクニック（形成）

脂肪にアプローチしながら、ボディラインを形づくります。

Column

30歳を過ぎたら、大きな声を出そう、お風呂で歌おう

例えば居酒屋さんで、仕切りの隣で盛り上がっている女性グループが20代か40代か、声の大きさでわかることがあります。若い人は声がよく通りうるさいくらいですが、大人になると大きい声を出さなくなります。

声の大きさは、筋力や姿勢と関係しています。というのも、肺は胸郭《きょうかく》に包まれています。胸を張って背すじの伸びた姿勢のいい人は、胸郭《きょうかく》が正しいポジションにあるので肺も広がりやすいのです。さらには、胸郭《きょうかく》の下部には横隔膜があります。肺が広がりやすいということは、横隔膜もよく動くのです。（横隔膜が体づくりに重要な役割を果たすのは、140ページで解説した通り）。

歌手の人にデコルテやフェイスラインが若々しい人が多いのも、大きな声を日常的に出していて、肺の使い方が鍛えられているからでしょう。

リバースエイジングを目指すなら、大きな声を出していきましょう。お風呂の中で、大きな声で歌うのも良いでしょう。顔の表情も大きく動かすことになるので、表情筋のトレーニングにもなります。

おわりに

日本が高齢化社会に向かっていることは、メディアなどでもさかんに報道されています。

いつも残念に思うのは、高齢化社会＝不健康な老人が増えて暗い未来、といったニュアンスで語られてしまうことです。

人生経験豊富な大人が世の中に増えることは悪いことなのでしょうか？　むしろ、子育てや親の介護といった時間的・経済的な制約がなくなった余裕のある世代が、若い頃と変わらないように社会で活躍し、そこで得た経済力を世間に還元すれば、日本はもっと豊かで明るくなっていくと思うのです。

問題なのは健康寿命が失われることなのです。加齢によって体が思うように動かなくなることで、仕事ができなくなったり、外に出かけて楽しむ機会が減ったり、日常生活を自分の力でまかなうことができなくなるから、社会のお荷物のように扱われてしまうのです。健康さえ維持できていれば、高齢化することは必ずしも暗いことばかりではないはずです。

医学は日進月歩で進んでいますが、残念ながらまだ、脳を若返らせたり、臓器をアンチエイジングすることは難しい状況です。

けれど骨と筋肉に関しては、リバースエイジングが可能なのです。言うまでもなく、骨と筋肉が健康であれば、歩く、動く、食べる、片付ける、といった日常生活に必要な動作を、問題なく行うことができます。人生の健康寿命を延ばすことができるのです。

まずはできることから始めましょう、というのが私からの提言です。

特に女性には、「いつまでも輝いていて欲しい」と思います。一つには、平均寿命が男性よりも長いので、よりこれからの社会の主役となっていくという面があります。また、女性には男性を元気にする力があります。元気で輝いている女性が周りにいると、男性はそれに引っ張られて頑張るものです。もちろん、その逆もあるでしょうが、女性はパワフルで、世の中にブームを巻き起こしたり、盛り上げたりする力に満ちているのです。温泉ツアーにしても、演歌コンサートにしても、韓流ブームにしても、好きなものを熱心に追いかけて、仲間と集い楽しむ力は、女性ならではのものだと思います。

そして女性は、美に対して敏感です。

最近になって、男性でスキンケアやヘアケアに熱心な若い世代が出てきましたが、大人に関して言えば、圧倒的に女性の方が、美意識が高いといえるでしょう。男性が、せいぜいメタボを気にしてジョギングしたり、ビールを焼酎に切り替えている程度の努力なのに対して、女性はいくつになってもおしゃれです。スキンケアをして、日焼け止めを塗って、お化粧をして、と若い頃から毎日続けているため、美容がより身近なところに存在しています。

だからこそ、美が自分の力になることを、よく知っているのです。例えば同窓会に若く美しい姿で出席できるとしたら、その時間はとても幸せな気分になれるでしょう。周りの女性も、「何をしているの?」「どこのモノを使っているの?」と大騒ぎ。話題の中心となり、笑顔が絶えないひとときとなることでしょう。美をきっかけに、自分に自信をつけて笑顔を増やしていくことができる。これも、女性のすばらしい才能だと思うのです。

もし、あなたが今、自分が歳を重ねていくことにイヤな気持ちを感じていたり、少し暗い気持ちになっているのであれば、まずは一つ、一番気になるところを変えてみませんか。もしかしたら、そこから何か新しいことが始まるかもしれません。

これから続くあなたの人生に、笑顔の時間が増えることを願っています。

中村　光伸

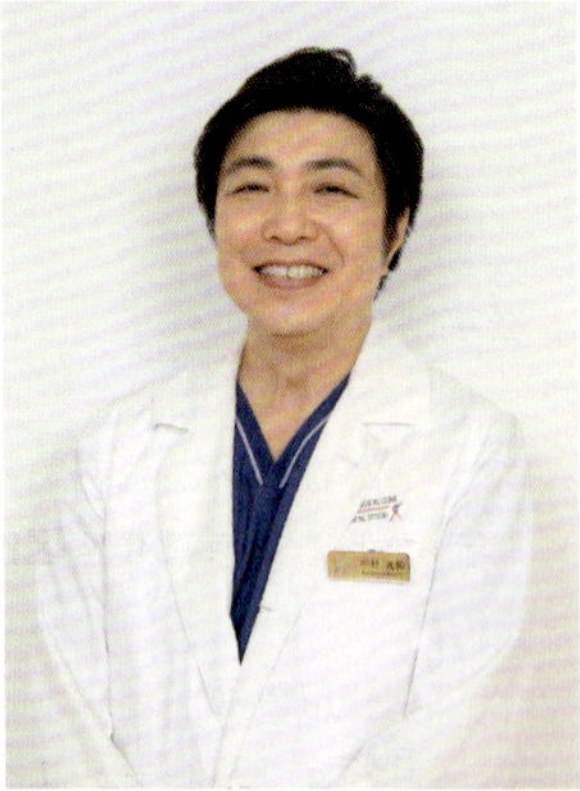

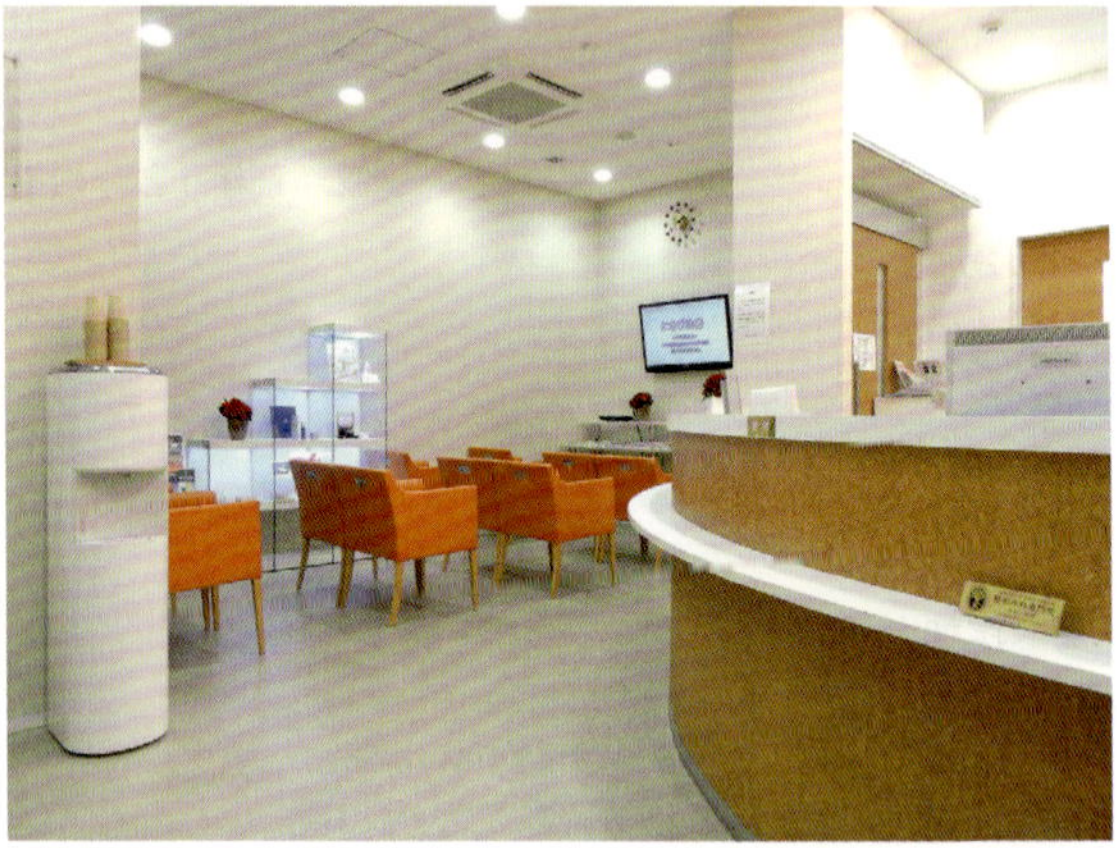

光伸メディカルクリニック

東京都新宿区北新宿２―21―１　新宿フロントタワー
FRONT SQUARE PLAZA ３Ｆメディカルモール内
☎ 03（3361）3366
公式ホームページ　http://www.kmcl.jp/

■著者プロフィール

中村　光伸（なかむら　こうしん）
光伸メディカルクリニック院長。医学博士。

北里大学医学部卒業。北里大学整形外科専任講師、都内美容外科クリニック勤務を経て、2011年12月、東京都新宿区に光伸メディカルクリニックを開業。
「美容皮膚科」＝美を追求する見た目、「整形外科」＝若さを追求する動き目。美と若さを積極的に目指す「リバースエイジング」の治療を二つの診療科にわたって行っている。特にメスを使わない美容医療をとことん追求し続け、ヒアルロン酸注入では、15年間で約40,000症例（2017年12月現在）の実績を誇り、オリジナル注入技法を用いて、全国の医師に技術指導を実施するなど『ヒアルロン酸の名医』として活躍中。

《所属学会》
・日本整形外科学会専門医
・日本抗加齢学会認定専門医
・日本美容外科学会
・日本美容皮膚科学会

平成出版 について

本書を発行した平成出版は、基本的な出版ポリシーとして、自分の主張を知ってもらいたい人々、世の中の新しい動きに注目する人々、起業家や新ジャンルに挑戦する経営者、専門家、クリエイターの皆さまの味方でありたいと願っています。

代表・須田早は、あらゆる出版に関する職務（編集、営業、広告、総務、財務、印刷管理、経営、ライター、フリー編集者、カメラマン、プロデューサーなど）を経験してきました。そして、従来の出版の殻を打ち破ることが、未来の日本の繁栄につながると信じています。

志のある人を、広く世の中に知らしめるように、商業出版として新しい出版方式を実践しつつ「読者が求める本」を提供していきます。出版について、知りたい事やわからない事がありましたら、お気軽にメールをお寄せください。

book@syuppan.jp　平成出版　編集部一同

わたしは リバースエイジング ドクター

―― 90日で10歳若返る！ ――

平成30年（2018）　9月13日　第1刷発行
平成30年（2018）10月23日　第2刷印刷

著　者　中村　光伸（なかむら・こうしん）
発行人　須田　早
発　行　平成出版 株式会社

〒104-0061 東京都中央区銀座7丁目13番5号
NRE G銀座ビル1階
マーケティング室／東京都渋谷区恵比寿南2丁目
TEL 03-3408-8300　FAX 03-3746 1588
平成出版ホームページ http://www.syuppan.jp
メール: book@syuppan.jp

発　売　株式会社 星雲社
〒112-0005　東京都文京区水道1-3-30
TEL 03-3868-3275　FAX 03-3868-6588

構成／もりたじゅんこ
本文イラスト／きくちりえ（Softdesign）
編集協力／安田京祐、近藤里実
本文DTP／小山弘子
印刷／(株)ウイル・コーポレーション